Sabine e Claude Scherrens

Como se libertar das crenças limitantes através da transmutação das memórias celulares

Sabine e Claude Scherrens

Como se libertar das crenças limitantes através da transmutação das memórias celulares

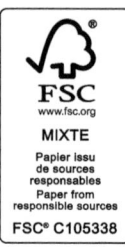

© 2023 Sabine e Claude Scherrens

Editado por : BoD · Books on Demand, 31 avenue Saint-Rémy,
57600 Forbach, bod@bod.fr

Impressão: Libri Plureos GmbH, Friedensallee 273, 22763 Hamburg
(Allemagne)

ISBN : 978-2-3225-5763-9

Depósito Legal : Janvier 2025

AGRADECIMENTOS

Gostaríamos de agradecer, de forma especial, à vida e ao universo, que são laboratórios gratuitos, mas principalmente à vida, que é um livro aberto e, ainda, aos nossos guias espirituais, que estão connosco diariamente para nos auxiliar, transmitir a sua sabedoria, mas também para nos colocar rasteiras e obstáculos, para nos ajudar a compreender melhor os nossos erros, ou simplesmente, para nos fazerem entender que não estamos no nosso caminho.

Os guias estão constantemente ao nosso lado e basta solicitarmos ajuda para que eles intervenham. Mas, sem os chamarmos, eles não irão intervir, pois existe a lei do livre arbítrio. No entanto, continuam a colocar-nos obstáculos para rectificar a nossa direção e nos voltar a posicionar na nossa trajectória. Portanto, mesmo que estejamos no caminho errado, eles não irão intervir se não lhes for pedida ajuda para continuar no nosso caminho, aquele que havíamos decidido tomar antes de virmos a esta Terra.

Queremos ainda agradecer à Meily, que nos ajudou a concretizar este livro. A sua insistência, os seus sábios conselhos e o seu precioso bom humor encorajaram-nos a concretizar esta maravilhosa tarefa. Sem ela, nunca o teríamos, talvez, conseguido.

PREÂMBULO

Após o meu bacharelato fiz diversas formações em joalharia em França e em gemologia na Alemanha, para depois dar continuidade ao negócio de joalharia familiar. Após alguns anos de actividade, fui vítima de um assalto à mão armada e, em consequência disso, decidi não reabrir a loja e vender o estabelecimento.

Depois de um período de reavaliação e reflexão sobre o que nos tinha acabado de acontecer, o meu marido Claude e eu decidimos formar-nos em terapias energéticas, em geobiologia, em magnetismo, em naturopatia, em medicina chinesa e em quiropraxia.

Abrimos, então, o nosso consultório na Alsácia, que registou uma enorme afluência. A nossa agenda ficou lotada com seis meses de antecedência, e assim se manteve durante vários anos.

Em 2017, decidimos mudar-nos para Portugal, para descansar, e o Claude para se reformar. Mas, motivados pela vontade de ajudar, o universo mostrando-nos isso insistentemente todos os dias, criámos a nossa empresa de coaching e acompanhamento, para ajudar as pessoas a libertarem-se das suas crenças limitantes e dos seus bloqueios em todos os aspetos da sua vida.

ÍNDICE

AGRADECIMENTOS 5

PREÂMBULO...7

INTRODUÇÃO 11

Capítulo 1 A Nossa História 17

Capítulo 2 As memórias celulares 27

Capítulo 3 Guias de Luz 43

Capítulo 4 Relações familiares 53

Capítulo 5 A lei da atração 59

Capítulo 6 Os CHAKRAS e os caminhos energéticos 65

Capítulo 7 O efeito espelho..79

Capítulo 8 O universo mostra-me 87

Capítulo 9 A maleita 91

Capítulo 10 As emoções provam que temos algo a compreender ..109

Capítulo 11 Trabalho pessoal 115

Capítulo 12 Problemas nas crianças................................119

Capítulo 13 Colocar a consciência – a transmutação 123

TESTEMUNHOS 131

CONCLUSÃO 137

INTRODUÇÃO

Através desta obra, queremos simplesmente partilhar convosco a nossa experiência e vivência, de modo a permitir-vos uma nova visão ou compreensão sobre a vida na Terra, em relação a crenças, costumes e educação.

Após vários anos de prática da transmutação das memórias celulares, e das respostas mais do que positivas dos nossos pacientes, desejávamos dar a possibilidade a um público mais amplo de conhecer esta metodologia, que ajuda as pessoas a tomarem consciência das suas falsas crenças, do papel da reencarnação e, também, a compreenderem a razão pela qual estamos aqui na Terra e qual é o nosso papel a desempenhar. Todos nós temos uma função muito específica.

Não desejamos impor o que quer que seja. Estamos aqui apenas como guias de apoio e canal para ajudar os seres humanos que assim o desejem, a remover as vendas dos olhos e as correntes que os impedem de alçar voo e de se reconectarem à sua criança de luz interior.

Cada qual avança ao seu próprio ritmo, conforme as suas capacidades, mas também do seu nível de consciência. Não há corrida, cada qual avança consoante aquilo que é capaz de ouvir, integrar e digerir.

É importante ganhar consciência de que somos seres humanos livres. Pertencemos à Terra durante a nossa encarnação e, portanto, ninguém, repito, ninguém, tem o direito de nos impor o que quer que seja. Cabe-nos a nós decidir a vida que queremos ter na Terra, e cada um pode libertar-se do seu do papel de vítima.

Na mitologia, os jardins das Hespérides eram reservados aos Deuses e, neles, podiam-se encontrar frutas deliciosas, jamais vistas em qualquer outro lugar, bem como o Velo de Ouro.

Em vez do Velo de Ouro e das frutas, irão encontrar nestes jardins as chaves, os segredos, os conselhos, as rotinas a seguir e, se os aplicarem perfeitamente e à risca, a partir de hoje, mudarão as vossas vidas ou, pelo menos, encontrarão soluções para os vossos problemas, com toda a certeza.

A vossa vida satisfaz-vos neste momento? É aquela com que sonhavam? Sentem vontade de mudar de atividade profissional? De onde vivem? Gostariam de viver das vossas paixões?

Muitas pessoas desejam uma vida diferente mas, quando confrontadas com o quotidiano e envolvidas em crenças e memórias limitantes, não conseguem mudar de direção e sair dos seus confinamentos. Por medo de serem julgadas, de serem criticadas, de perderem os amigos, essas pessoas ficam, infelizmente, presas ao molde para não criar problemas e, muitas vezes, acabam por se arrepender amargamente.

Posto isto, querem sair da rotina e realizar a vida dos vossos sonhos? Viver a vossa vida e não deixar que os outros a conduzam? O que querem deixar aos vossos filhos? Uma vida de arrependimentos, amargura, raiva, a pensar que falharam o ponto de viragem e, assim, estragaram tudo, deixando escapar coisas maravilhosas? É possível mudarem de direção, de maneira de viver e, até, alterar tudo, se assim o desejarem.

Quanto a mim, eu acreditava ter a vida dos meus sonhos. Tinha dinheiro, um marido amoroso e dedicado, um filho maravilhoso, e viagens pelo mundo. Para mim, tudo estava bem, ou pelo menos eu assim julgava, até ao dia em que o castelo de cartas tremeu e tudo se desmoronou.

O meu marido e eu apercebemo-nos de que havia algo mais. Não era apenas o materialismo e a aparência que contavam para vivermos felizes.

Claro que é bom ter dinheiro, não há mal nisso. O dinheiro é uma energia; tudo depende de como o usamos.

Nós tínhamos perdido tudo e era necessário recomeçar do zero.

Agora sim, posso dizer-vos que tenho uma vida de sonho. Uma vida verdadeira, equilibrada e justa. Ninguém comanda a minha vida, faço o que me agrada, vou onde quero e quando me apetece.

Se pensas, tu que estás a ler isto, que isso foi fácil? Posso-te dizer que não foi, estás enganado. Enfrentámos enormes obstáculos no nosso caminho de desenvolvimento. Mas a nossa vontade de liberdade e a nossa tenacidade fizeram-nos descobrir nesses obstáculos, segredos e chaves para avançar e alcançar os nossos objetivos.

Se também tu queres sair do rebanho e evoluir, então vem descobrir os nossos segredos, as nossas chaves, que valem mais que ouro, elas valem a **Liberdade**.

Sou eu, Sabine, quem vai pegar na caneta para redigir esta obra, sob o olhar benévolo de Claude. Em primeiro lugar, vou falar-vos da origem das memórias celulares, que nos criam bloqueios, limites repetitivos e de onde vêm, para que possam compreender melhor o impacto que têm na nossa vida quotidiana.

O nosso corpo, que é um organismo muito complexo, é composto por múltiplas coisas, como por exemplo água, sangue, músculos, ossos, partículas e células. Estas conservam a memória de tudo o que viveram e codificam todo um património genético que nos foi herdado, criando medos, dúvidas e bloqueios inexplicáveis em relação a eventos passados ou transmitidos pelos nossos antepassados, o que, por sua vez, nos leva a criar padrões (ou seja, esquemas repetitivos) sem fundamento.

Mas então, por que é que se deve prestar atenção a isto? Como ganhar consciência disso? Sobretudo, como se libertar disso, como se livrar dessa memória para sempre? Quando nos acontecem padrões repetitivos ou eventos específicos na vida e damos por nós a questionar: por que me está isto a acontecer? Que mal fiz eu a Deus?

E, então, acabamos por nos colocar a questão: se de facto estamos num caminho de evolução, precisamos de compreender o significado de todas essas adversidades e, sobretudo, de encontrar respostas. E, à força de procurar e, por vezes, até de tentar vários métodos, percebemos que estamos a andar em círculos e que voltamos sempre ao ponto de partida.

A partir do momento em que constato que existem padrões na minha vida que se repetem, que sou sempre atraída pelo mesmo tipo de pessoas, que tudo o que começo acaba mal, que tenho sempre problemas de dinheiro ou de saúde, então devo ganhar consciência que existem em mim memórias celulares limitadoras, genéticas, que fazem com que tudo aconteça ao contrário do que eu queria.

A partir do momento em que adquiro consciência dessa memória limitante que me polui a vida, tenho impreterivelmente de me libertar dela. Porque, se eu apenas tiver consciência de que isso está na minha "bagagem", isso nunca será o suficiente, pois os eventos negativos irão continuar a repetir-se e a desgastar a minha vida. Esta memória estará sempre lá, à espreita, pronta para entrar na minha vida. É como um disco rígido onde essa memória está gravada.

Tenho que me libertar dessa memória por meio da transmutação das memórias celulares para libertar as células dessa memória codificada (deitá-la no lixo) e substituí-la por uma energia positiva, uma crença positiva. É como uma alquimia, mas aqui, em vez de transformar chumbo em ouro, trocamos energias negativas em positivas.

Recapitulando: a partir do momento em que constato que há memórias bloqueadoras, ganho consciência dessas memórias e integro-as, ou seja, aceito que elas estão em mim, para depois as transmutar.

CAPÍTULO 1
A NOSSA HISTÓRIA

O Claude e eu tínhamos uma vida bastante normal, tal como tantas outras pessoas: trabalho, casa, trabalho. Após ter criado a sua empresa, o Claude vendeu-a a um grande grupo alemão, no qual era diretor de vendas. Por esse motivo, estava frequentemente ausente nas suas deslocações profissionais durante toda a semana, e só voltava a casa aos fins de semana.

No meu caso, eu tinha-me voltado a dedicar ao negócio de joalharia da família, portanto, nada de especial. Trabalhávamos arduamente para termos uma determinada qualidade de vida, e não fazíamos nada de mal, trabalhávamos como toda a gente, até ao dia em que as coisas começaram a degradar-se.

O Claude estava sempre a viajar na estrada ou no ar, sempre a cem à hora, com o pé a fundo no acelerador, até ao dia em que teve um acidente de carro. Felizmente, esse acidente não foi grave, portanto continuámos acelerados como de costume, e eis que ocorre o segundo acidente, depois o terceiro, e assim sucessivamente. Bem, é normal, se conduzirmos demasiado rápido, mais tarde ou mais cedo iremos acabar por ter acidentes, mas não pensámos mais nisso. Até que acontece o 6º acidente, que poderia ter sido dramático, até fatal ou incapacitante: ele enfiou-se a 190 km/h debaixo de um camião, depois de perder o controlo do carro devido a aquaplanagem, isto é, lençóis de água na estrada.

Coincidência ou acaso, ou nem uma coisa nem outra? Pois, nesse preciso momento, no sentido inverso na autoestrada, vinha uma ambulância onde estava um médico especialista em traumatismos de acidentes rodoviários. Imediatamente, com a ajuda do enfermeiro que estava com ele, conseguiram prestar os primeiros socorros e retirá-lo dos destroços. Aqui, é importante salientar alguns factos.

Quando o Claude era jovem, queria ser padre, servir a Deus, ajudar o próximo através do Amor Incondicional, isso era muito importante para ele. O abade Pierre era o seu exemplo. Mas, depois de saber que nunca se poderia casar caso se tornasse padre, esse sonho tornou-se, para si, impossível. Aliás, ficou muito infeliz e até muito zangado com isso, tendo cortado completamente todos os laços com a religião e não querendo saber de Deus.

No entanto, naquele dia, no momento do acidente, ele pediu a Deus que aquilo parasse e, o carro que estava prestes a enfiar-se debaixo do camião, parou de repente. O porta-bagagens do carro ficou destruído até ao habitáculo, a frente do veículo e o banco do passageiro estavam em pedaços, mas Claude conseguiu refugiar-se debaixo do volante, completamente enrolado sobre si mesmo.

Ele tinha um telefone no automóvel, algo que ainda era raro na altura, nos anos 80, e naquela época esses telefones tinham uma bateria no porta-bagagens, ligada por cabos elétricos. Com o impacto do acidente, os cabos foram cortados e, por isso, a bateria destruída no embate, não passava corrente. No entanto, sem pensar, ele pegou no telefone, sem cabo, para chamar os bombeiros e, por mais estranho que pareça, conseguiu estabelecer a ligação. Queria de seguida ligar-me, para me avisar, mas obviamente já não funcionava.

Outro fenómeno estranho que vale a pena mencionar é que, durante o acidente, houve um momento em que ele se lembra de pairar acima dos destroços: a sua energia, a sua alma elevou-se e ele viu-se dentro do carro e, à sua frente, apareceu uma luz brilhante que o tranquilizou e o envolveu com suavidade e uma confiança total.

Entretanto, o médico, o enfermeiro e os bombeiros estavam lá para o desencarcerar e a polícia para lhe fazer o teste do balão. Nessa altura, perceberam que a sua pele, carne e rosto se tinham descolado do crânio.

Ele foi então levado na ambulância dos bombeiros para o hospital de Saverne, o mais próximo, para os cuidados que fossem necessários. Os cirurgiões trataram-no, coseram-lhe todo o flanco direito, mas informaram-no de que quanto rosto nada poderiam fazer, e que seria preciso levá-lo para o hospital de Estrasburgo, a cerca de 150 km de distância, para a cirurgia facial.

Infelizmente, naquela noite ocorreram muitos acidentes rodoviários devido ao 'gelo de verão'. Por isso, não havia ambulâncias disponíveis e, como entretanto cheguei, tive de o levar eu mesma para o hospital civil de Estrasburgo. O 'gelo de verão' é causado pela borracha dos pneus que se acumula na estrada e que não é limpa pela falta de chuva e, precisamente durante esse período, não chovia desde Junho e estávamos no início de Setembro.

Naquela mesma noite, quando recebi o telefonema da polícia e dos bombeiros a informar-me de que o meu marido tinha sofrido um acidente e que eu deveria ir imediatamente ao hospital de Saverne, foi precisamente no dia em que o meu carro estava na oficina. Liguei ao meu irmão, e não tendo conseguido contactá-lo, telefonei então à minha cunhada que me disse que o meu irmão estava em reunião, mas que o avisaria o mais rápido possível. Ele morava a uns 30 km de nossa casa.

Finalmente, o meu irmão chegou e dirigimo-nos então para Saverne, para o hospital, onde fomos buscar o Claude para o levarmos a Estrasburgo. O cirurgião, que tinha sido prevenido pelos médicos de Saverne, estava à nossa espera, felizmente! Nessa altura este informou-nos de que já não lhe poderia administrar anestesia, pois já tinha sido demasiado medicado. Ele iria ser operado sem sedação.

Durante a cirurgia as dores eram tão fortes que ele sofreu uma paragem cardiorrespiratória. De repente, o Claude sentiu-se a pairar no teto, viu-se deitado na mesa de operações com o médico a fazer-lhe uma massagem cardíaca. Mas, estranhamente, quando ele pairava no teto, não sentia dor mas, assim que retornava ao seu corpo, sentia de novo dores intensas.

Do teto, viu-me a sair da sala onde eu estava e podia observar, por detrás da janela, a sua operação, e ir pelo corredor a chorar. Ele queria ir ter comigo e abraçar-me para me consolar, mas eu o não sentia nem o via, como se estivesse invisível. E ele apertava-me nos seus braços, mas eu não sentia, nem a sua presença nem os seus abraços.

Foi então, nesse momento, que se encontrou diante de seres luminosos, de uma luz incrível, que lhe davam a entender que não era o momento de morrer, que ele devia voltar à Terra, pois ainda tinha muito a fazer aqui.

Naquele momento ele não compreendeu muito bem e, mesmo depois, demorou algum tempo a confessar-me tudo isto e a falar sobre o assunto, pois ele próprio acreditava ter criado no seu cérebro gases alucinogénios durante o acidente.

De regresso a casa, depois de uma estadia no hospital, começou a sentir coisas que nunca sentira antes. Reparou que os alimentos não tinham necessariamente os mesmos valores energéticos e que, por exemplo, um alho-francês acabado de colher da horta de manhã não tinha as mesmas vibrações energéticas que um alho-francês comprado no mercado e que estava no frigorífico há vários dias. Ele ficou muito surpreendido ao sentir vibrações energéticas em tudo o que tocava, ou em que estava prestes a tocar, o que o desorientou completamente, e ele queria muito encontrar respostas para tal.

Também reparou que as pessoas não vibravam da mesma maneira, as pedras, e assim por diante... Era preciso tempo para assimilar toda essa nova informação e todos esses sentimentos. Quanto a mim, eu tinha voltado à joalharia dos meus pais e, numa linda tarde de final de Setembro, fui vítima de um assalto à mão armada. Cinco indivíduos entraram à força na ourivesaria, senti-me ameaçada, estavam armados, em poucos minutos, roubaram tudo. Devido à perda de dinheiro causada pelo roubo, às dificuldades com os seguros, e todo o stress, decidi encerrar a loja.

A loja situava-se num prédio que nos pertencia, com vários apartamentos de diferentes dimensões que alugávamos a particulares. Queríamos vender a loja, mas com o prejuízo, não havia forma de encontrar comprador e, a loja agora tinha uma má reputação, tanto que os inquilinos, de repente, deixaram de pagar as rendas.

Decidimos, então, vender o prédio inteiro mas, como o mercado imobiliário naquela cidade estava em queda e, apesar de todas as obras e custos de renovação para restaurar o edifício, só conseguimos vender por um valor inferior ao valor investido.

Por essa altura, o Claude decide deixar o seu emprego, já não se sentindo alinhado com os acionistas. Na verdade, o que lhe pediam para fazer na estratégia de desenvolvimento comercial e a falta de gratidão para com os funcionários, já não estava em conformidade com os seus valores.
Foi nessa altura que comecei a questionar-me a mim própria. Dizia para comigo que tudo o que nos estava a acontecer não era normal, tudo estava a correr mal desde aquele acidente de carro, apesar de não termos feito mal a ninguém, nem aos seres humanos, nem à natureza. Então, decidimos parar para refletir, não hesitar em questionar completamente a nossa vida, tanto nas nossas formas de pensar como de agir e, recomeçar as nossas vidas respeitando rigorosamente os nossos valores humanos. Decidimos começar do zero, abrir este caderno virgem da nossa vida, a partir de uma página em branco, pois sabíamos o que já não queríamos mais na nossa vida.

O Claude apercebia-se cada vez mais de sensações ao entrar numa sala, ao falar com pessoas, ao estar em diferentes locais da natureza e até em situações imprevistas que o levaram a pousar as mãos em determinadas dores que alguns amigos tinham, tendo os resultados sido surpreendentes e imediatos. Decidimos então formar-nos em geobiologia e magnetismo e, seguidamente, fizemos todas as formações em Reiki.

Não demorámos tempo a perceber que devíamos ir muito mais além, a medicina chinesa e a naturopatia começaram a atrair-nos rapidamente. Na verdade, tudo o que nos aconteceu não foi fruto do acaso. Compreendemos que não estávamos na nossa rota, aquela que havíamos decidido seguir antes de chegar à Terra. Os poderes subtis, a atração, vinham simplesmente para nos orientar e nos oferecer a possibilidade de reencontrarmos o nosso caminho.

Os nossos famosos guias de Luz simplesmente nos colocavam rasteiras no caminho para nos fazer perceber que estávamos a seguir o errado. Até tudo o que nos tinha acontecido, que nos parecia tão dramático, tinha sido apenas para o nosso bem.

Claro que, no momento em que nos aconteceu, queixámo-nos, resmungámos, mas é nesses momentos que devemos conseguir distanciarmo-nos e fazer as perguntas certas. O que me está o universo a mostrar? Por que é que isto me está a acontecer? O que estou a fazer corresponde aos meus valores? Concordo com o que estou a fazer? Isto é justo e equilibrado?

Se a resposta for não, é necessário mudar de direção ou então a forma de fazer as coisas. Na verdade, tudo o que não for justo vai falhar e não poderá durar no tempo.
Entretanto, o Claude foi contactado por um dos seus guias e eu pelo meu falecido pai. Eles fizeram-nos perceber, através das suas mensagens, que não estávamos na nossa rota. Não devíamos ter nenhum receio, pois eles iriam ajudar-nos a encontrar de novo o nosso caminho.

Para começar a nossa formação, deveríamos voltar à escola e fazer uma meditação diária de duas horas. Durante esse tempo, eles iriam enviar-nos mensagens e formar-nos. O Claude estava numa divisão, eu noutra e, quando no final comparávamos o que tínhamos anotado, os nossos escritos eram praticamente idênticos a 100%, por vezes havia pequenas diferenças, mas regressávamos à meditação e eles rectificavam os nossos escritos.

Eles fizeram-nos compreender que viemos à Terra para ajudar as pessoas a libertarem-se das suas falsas crenças, aquelas que não lhes pertencem, as das suas linhagens parentais, aquelas que estão implantadas no inconsciente e as impedem de ser livres. Não só essas, como também as que foram programadas durante a sua educação e que impedem essa liberdade. Para isto, antes de tudo, devíamos realizar um trabalho pessoal, algo libertador sobre nós próprios.

Assim, era necessário compreender bem e aceitar que crescemos e agimos em função de crenças, ou seja, de memórias que nos influenciam de determinada forma. Essas crenças são falsas crenças que nos impedem de ser quem realmente somos.

Eles ensinaram-nos, então, toda uma metodologia de libertação das memórias celulares por transmutação. Uma vez bem integrada essa metodologia, começámos a praticá-la sobre nós mesmos e os resultados foram espetaculares. Começámos a ver mudanças no nosso dia-a-dia. Claro que não foi um mar de rosas, algumas crenças nem sempre são fáceis de aceitar, especialmente quando se trata de aceitar ver que elas estão em nós, quando nos vemos ao espelho. Consoante o que conseguimos libertar, mais ou menos rapidamente, avançamos no nosso caminho.

Apercebemo-nos que, finalmente, ao descartarmos as nossas bagagens pesadas, avançávamos sem forçar as coisas e que todos os nossos novos pensamentos, equilibrados, surgiam naturalmente e tranquilamente.

A partir do momento em que ficámos à vontade com a transmutação das memórias celulares e de a praticarmos sobre nós durante algum tempo (alguns anos), os nossos guias fizeram-nos compreender que devíamos abrir o nosso consultório e começar o nosso trabalho. Insistiram que não deveríamos ter qualquer receio em relação ao futuro, porque tudo encaixaria no seu devido lugar e que eles nos iriam enviar almas.

De facto, as pessoas começaram a vir ter connosco, e a nossa agenda enchia-se cada vez mais. Não fazíamos qualquer publicidade, a palavra era passada de boca em boca, e as pessoas estavam tão satisfeitas com as suas mudanças que falavam de nós. Tínhamos marcações de pessoas vindas da Alemanha, Suíça, Bélgica, Espanha, Escócia, Bulgária e de toda a França. Se alguém não podia honrar o seu compromisso e nos telefonava para reagendar, na hora seguinte tínhamos uma chamada de outro alguém para agendar o horário que tinha ficado livre. Como por norma essa pessoa tinha urgência, e isto era algo realmente incrível de testemunhar.

Por vezes perguntava-me se isto tudo era mesmo real ou se estaria a sonhar. Não tínhamos nenhuma preocupação, tudo se ia encaixando no seu devido lugar.

A transmutação das memórias celulares ajuda-nos, evidentemente, a libertarmo-nos dos bloqueios que podemos encontrar no quotidiano, das nossas memórias limitantes e muitas vezes repetitivas, mas também serve para perceber por que razão desencadeamos esta ou aquela doença e para encontrar a origem do mal-estar. Quando dizemos a maleita ou "a mal-dita", isso significa mesmo a doença (trocadilho em francês: "*mal a dit*", *maladie*).

As questões que devemos colocar a nós próprios são, de facto, sempre as mesmas. Qual é o sentido da nossa existência aqui na Terra, como ultrapassar os diferentes obstáculos e quais são os meios e as metodologias a utilizar para percorrer este caminho.

Para realizar este trabalho, não é preciso passar 40 dias no deserto ou numa gruta, nem sequer ir a uma igreja. Basta simplesmente aplicar uma disciplina diária, com pequenos esforços em todas as nossas atividades, seja na alimentação, na meditação, no desporto, mas também na nossa relação com os outros.

Vamos, então, começar por compreender bem o funcionamento das memórias celulares.

CAPÍTULO 2
AS MEMÓRIAS CELULARES

As nossas células carregam memórias, de tudo! Tudo o que eu digo, tudo o que eu penso, todas as minhas emoções, tudo o que eu bebo, tudo o que eu como, tudo o que eu faço, mas também, todas as crenças, aquelas que eu assimilei na minha consciência durante a minha educação. Tal representa 5% do meu subconsciente e, infelizmente, também todas as crenças que não me pertencem, aquelas das minhas duas linhagens parentais, desde as suas origens. Por outras palavras, 95% do meu subconsciente são as minhas memórias inconscientes. Escrevi "INFELIZMENTE", porque são as mais difíceis de compreender, de formalizar, de aceitar e, portanto, de libertar.

Todos temos, nas nossas linhagens parentais, um homicídio, um assassino, um violador, um ou uma violada, um mentiroso, um batoteiro, um ou uma manipuladora, um escravo, um corrompido, um torturado, um massacrado, um ridicularizado, etc... e todas essas situações, esses acontecimentos, geraram pensamentos horríveis, de medo, de rancor, de inveja, de tristeza, de separação, de privação, de solidão, de não partilha, de sofrimento, e essas situações geraram emoções devastadoras que, claro, eu carrego, estão na minha carga genética, e todas essas memórias serão validadas nas minhas células durante os primeiros 14 anos da minha vida. Portanto, para compreender bem, nós temos em conta e validamos primeiro as energias da mãe a partir do quarto mês de gestação até aos 7 anos. Depois, dos 7 aos 14 anos, as do pai.

Com isto, insisto no facto de que não estamos de todo aqui para julgar, criticar ou culpabilizar quem quer que seja. Nós escolhemos os nossos pais e, sim, mesmo que por vezes seja difícil aceitar esse facto. Mesmo que, por vezes, algumas pessoas confessem não compreender a sua família, e terem a impressão de não fazerem parte dela, mas fazem!

Escolhemos de facto estes pais, porque eles vão desempenhar um papel importante nesta escolha, o papel que lhes foi proposto desempenhar relativamente às nossas memórias kármicas. Portanto, escolhemos esta família de alma para despertar memórias em nós e para nos permitir ter consciência de certos erros, porque precisamos libertar-nos de toda essa carga, toda essa bagagem que é demasiado pesada e nos impede de avançar em direção à liberdade de ser. Pode acontecer que tenhamos a sensação de não estarmos no nosso lugar nesta família. Podemos inclusive ter conflitos com certos membros da família. Não devemos de forma alguma culpabilizá-los.

Foste tu que os escolheste. Porquê? Boa pergunta.

As energias da mãe representam as energias femininas da criatividade. As energias do pai representam toda a abundância de saúde, amor, alegria de viver, dinheiro, trabalho... Então, se me separar ou se me desligar voluntariamente de um ou de outro, estou a cortar-me de todas as energias que correspondem a essa entidade.

Vamos dar um exemplo, se os pais desejassem um rapaz e, afinal, nasce uma menina, então essa menina, durante toda a sua existência, vai cortar-se das suas energias femininas de criatividade e irá comportar-se mais como um rapaz. De facto, inconscientemente, ela pensa que para receber o amor dos seus pais, deve estar mais na energia de um rapaz do que na de uma rapariga. Então, ela estará sempre em ação, ação, ação e nunca terá tempo para pausar ou refletir. Ela irá trabalhar sempre à pressa, e será muito eficaz apenas na urgência, mas, infelizmente, o que ela faz não perdurará. O inverso é igualmente verdade, o rapaz estará muito focado na criatividade e na criação, mas terá muita dificuldade em colocar-se em ação.

Seguidamente, após a concepção e durante a gravidez, o ser vai absorver todas as energias e crenças da mãe. Portanto, tudo quanto a mãe sente durante a gravidez, a criança adquire no seu inconsciente. Depois, a criança vem ao mundo, e tudo o que a mãe faz ou sofre, a criança vai acreditar que é uma realidade, quer o queiramos ou não, até aos 7 anos de idade. Depois, dos 7 aos 14 anos, a criança adquire as frequências do pai. Portanto, mesmo que a criança não concorde com o que os pais lhe mostram, ela absorve-o no seu inconsciente. Mais tarde, quando for adulta, reproduzirá os mesmos padrões, mesmo que queira fazer de outro modo, vai atrair pessoas idênticas e criar situações semelhantes. Para quebrar esses padrões negativos reprodutivos, é necessário ter consciência e aceitar que somos portadores dessas crenças, integrá-las e depois transmutá-las.

Outro exemplo:

Cresço sem a presença do pai. Um pai ausente, sempre no trabalho, ou então tenho pais divorciados e raramente vejo o meu pai.

Cresço com a crença de que não posso beneficiar das energias do pai e de tudo o que lhe está associado (boa saúde, amor, alegria de viver, dinheiro...) Posso querer fazer tudo o que é necessário, trabalhar como um louco para ganhar mais dinheiro, mas vão acontecer eventos que farão com que eu esteja sempre em falta com o dinheiro. Poderei receber uma entrada de dinheiro, mas, logo a seguir, esse dinheiro desaparece, porque terei contas para pagar, a máquina de lavar avaria, há a revisão do carro para fazer e assim por diante.

Também poderei encontrar-me numa situação instável, sem trabalho fixo nem subsídio de desemprego. Posso também decidir criar a minha própria empresa para ser livre. No início tudo corre bem, depois começam a surgir os problemas até à falência. Porquê? Simplesmente porque cresci com a crença de que não posso beneficiar das energias do pai e de tudo o que isso implica.

Mas existe também outro cenário. Cresço e estou em desacordo com o que o meu pai me mostra. Estou em total desacordo com ele e até com raiva.

Cresço com a crença de que não quero as suas energias, porque o pai me fez sofrer e me faz mal. Assim, bloqueio sistematicamente tudo o que está relacionado com o pai. Como também há emoções que acompanham essa raiva, vou desencadear problemas no fígado.

Avançamos com 10% de consciência e 90% de inconsciente, no melhor dos casos, e muitas vezes é até 5%... 95%... É impreterível trazer o cursor que está, talvez, em 10%, o mais longe possível e ampliar esse espaço da consciência. Fazemos coisas, atraímos pessoas e situações, mas nem sempre sabemos o porquê. Além disso, os nossos pais diziam-nos que, para ter sucesso na vida, tínhamos de lutar, trabalhar muito e que isso era totalmente normal. Então, todos os eventos da vida serão difíceis e teremos que batalhar sempre, esta memória, esta crença torna-se para alguns uma realidade, embora não o sendo. Não é esse o caso. O universo, os acontecimentos, a atração, mostram o nosso espelho.

Mas não, a vida não é isso, a vida é viver plenamente cada instante, é fazer o que gostamos, levantarmo-nos de manhã com alegria de viver e aproveitar ao máximo este belo dia que nos aguarda, com amor, respeito e gratidão. O objetivo é ter verdadeiramente consciência das nossas ações e entender porque nos acontece isto ou aquilo.

A partir dos 14 anos, vamos absorver, como que por osmose, todas essas crenças (e emoções que as acompanham), e isto irá durar cerca de um ano, a denominada "idade parva". E, aos 15 anos, somos adultos na energia, já adquirimos tudo o que devíamos ter recebido da mãe e do pai, já não há nada a ser feito, como se costuma dizer! A partir daí, não fazemos mais do que reproduzir esses padrões de forma repetitiva.

Outro exemplo:

Os meus pais divorciam-se. Eu decido ter uma família unida, coesa. Mas, inconscientemente, tudo irei fazer para que haja separação, mesmo que não o queira. Isso pode resultar em divórcio, em separação, em falecimento ou falta de comunicação ou de partilha.

Tudo isto vai acontecer porque cresci com a crença de que um casal se deve separar, que não existe equilíbrio entre a parte feminina e a parte masculina, e que sempre um irá exercer poder sobre o outro.

Enquanto eu não tiver consciência disso irei reproduzir inconscientemente os mesmos padrões. Tudo isto pode ser perfeito e correr bem durante algum tempo mas, a determinada altura, que poderá estar relacionada com uma data de aniversário, um momento específico do ano ou ainda uma pessoa que conheço, essa memória irá despertar.

Perguntavam-me frequentemente no consultório: *mas porquê agora?*

Muito simplesmente porque agora é o momento. Nem sempre precisamos de saber ou ter uma resposta. Talvez há 10 ou 20 anos atrás não fosse o momento, talvez não estivesse pronto para ouvir certas coisas. Terão havido certamente alertas, mas tão embrenhados no papel da vida, não ligámos e seguimos em frente, somos jovens e nada nos pára. Agora, já não temos tempo e é preciso agir. Tudo se passa de forma tão rápida e o universo mostra-nos isso bastante bem.

A taxa vibratória da Terra sobe, e temos de elevar a nossa para estarmos em sintonia com ela.

Resumindo, tudo aquilo que a mãe sente durante a gravidez, a criança adquire nas suas células, assim como todas as emoções relacionadas com o que a mãe sente. Se a mãe estiver sob stress durante a gravidez, a criança vai nascer e, durante toda a sua vida, estará stressada sem saber porquê.

Depois, ao vir ao mundo, tudo o que a mãe mostra ao filho, ele vai acreditar que é assim mesmo e não de outra forma:

• Que a parte feminina não está à altura;
• Que a parte feminina deve ter falta de confiança em si mesma;
• Que é permitido rebaixar e humilhar a parte feminina;
• Que o homem tem o direito de faltar ao respeito pela parte feminina.

Depois, aos 7 anos, a criança absorve as frequências do pai, e tudo o que o pai lhe mostra torna-se uma crença e que esta parte masculina é assim e deve agir dessa determinada forma. Adquirimos também a crença de que, no seio do casal, da família, as coisas são assim.

Aos 14-15 anos, a adolescência, é muitas vezes a "fase parva". Simplesmente porque a criança está perdida, já não sabe muito bem quem é, porque tudo o que absorveu como crença não corresponde ao seu ser de luz interior.

Depois dos 15 anos o processo está concluído. Ele absorveu tudo o que precisava da mãe e do pai, a partir daí serão só padrões repetitivos.

Durante todos esses anos, pode acontecer que acumulemos sentimentos reprimidos como raiva, ódio ou ciúmes, que a longo prazo podem originar doenças a nível psicológico ou físico. Geralmente, aconselha-se a perdoar para encontrar a paz interior.

Mas será que devemos mesmo perdoar? É o que iremos descobrir no próximo capítulo.

2.1 O Perdão
- Devemos perdoar?

Não há coincidências na vida, tudo o que nos acontece e até mesmo todas as pessoas que encontramos, tem um significado. Portanto, se encontro uma pessoa que me faz mal e que me faz sofrer, não devo perdoar, pois não tenho o poder de perdoar. Perdoar significaria que teria o direito de julgar os outros e, está claro, não tenho esse poder divino. Perdoar também significaria que tenho um poder, no entanto, é apenas o meu ego que desejaria isso. Eu não posso simplesmente aceitar o que a pessoa me mostra, pois ela está apenas a desempenhar o seu papel em relação a mim. A sua alma percebeu que eu carrego certas crenças e, através do efeito espelho, age de acordo com o que a minha alma exige, permitindo-me perceber que:

- Eu tenho a crença de que têm o direito de me fazer mal;
- Eu tenho a crença de que me podem fazer sofrer;
- Eu tenho a crença de que me podem humilhar.

Mas também:

- A crença de que podemos fazer mal aos outros;
- A crença de que temos o direito de humilhar;
- A crença de que posso humilhar os outros, e assim por diante.

Quase se deveria agradecer à pessoa que nos faz mal pois, na verdade, ela está a desempenhar um papel. Ela apenas nos mostra o que carregamos dentro de nós, ajuda-nos a ver o nosso interior para que possamos libertar-nos disso. Não é mudando de passeio, de chefe, de marido, de mulher ou de casa que o problema se resolve.

Se as pessoas agem assim convosco, é porque têm essa memória nas vossas células.

Se compreenderem bem este funcionamento, torna-se mais fácil aceitar o que vos acontece e também todas estas pessoas que vos querem mal ou, pelo menos, formalizar a memória que carregamos e libertarem-se dela através da transmutação celular, para que isso deixe de acontecer na vossa vida.

Não devemos julgar, criticar, perdoar, mas simplesmente acolher, aceitar tudo o que nos acontece e seguir em frente com amor e respeito por cada um.

É tempo de refletir sobre o respeito para uma nova sociedade, onde cada um deseja ver o outro florescer em vez de o humilhar ou rebaixar. Viver com os outros no respeito, no amor e na justiça, em simbiose com a natureza e o universo, é para onde a humanidade deve caminhar e recuperar toda a sua dignidade.

2.2 O Respeito

Neste contexto é importante trazer esclarecimentos fundamentais sobre o Respeito. De facto, é vital respeitar-se a si mesmo, respeitar o seu corpo, os seus valores; não é melhor perder respeitando-se do que ganhar perdendo-se? Eu penso que a resposta será clara para cada um, desde que deseje viver em harmonia e alinhado consigo próprio. Há o respeito pelos outros e, para isso, o julgamento é desnecessário, pois os outros têm outras memórias que os fazem abordar as situações de maneira diferente. É preciso respeitar isso, e aceitar a sua forma de interagir.

Há também o respeito por todas as coisas vivas, pelos animais, pela natureza, pelo ambiente, pela comida, o respeito pelo dinheiro que transpira do suor de quem o ganhou, o respeito e acolhimento de cada ideia, pois ela vem de uma fonte criadora que eu respeito, que devemos respeitar. As escolhas de cada um devem ser respeitadas, assim como a maneira de ser de alguns, mesmo que estas não correspondam ao vosso modo de ver as coisas. Cada pessoa vai evoluir em função das suas crenças inscritas no seu consciente e no seu inconsciente.

Respeitando o todo, eu respeito-me.

O Claude e eu viajámos muito pelo, e todas essas viagens levaram-nos do norte ao sul, do leste ao oeste, passando pela Lapónia, pelos países Bálticos, pela Guatemala, pela África do Sul, pela Austrália com a sua maravilhosa Grande Barreira de Coral, pelo Havai, pelos Estados Unidos, pela Índia, pelo México, pelos países Asiáticos, pela América do Sul, pelo Médio Oriente, pela Europa, etc...

Todas essas viagens foram muito ricas em ensinamentos. Partir ao encontro não só de homens e mulheres, mas também de outras civilizações com outras culturas, permitiu-me alargar a minha visão da vida e deixar de expressar julgamentos precipitados, e até mesmo a não julgar de todo.

Um velho provérbio ameríndio diz:
"Se não calçaste os seus sapatos, não julgues o teu vizinho."

A Terra é capaz de nos oferecer alimentos magníficos, comida em abundância cheia de vitaminas, minerais, oligoelementos. No entanto, constatamos que todos os alimentos que compramos na loja ou até mesmo no mercado, estão irradiados, saturados de pesticidas, e já desprovidos de qualquer valor energético.

Porquê?

Por causa dessas culturas intensivas e desses pesticidas, na ânsia de produzir sempre mais e mais, em prol do lucro.

No final, damo-nos conta de que comemos para encher o estômago, por uma saciedade estomacal, mas infelizmente já não nos nutrimos corretamente.

Na verdade, os alimentos que compramos são alimentos mortos, já sem vida.

Então, como é que podemos estar em plena forma e ter vitalidade, se consumimos alimentos mortos, aquecidos num micro-ondas? (Mas isso é outro assunto que poderei explicar posteriormente).

Esses produtos, em vez de favorecer um crescimento bom e harmonioso do organismo, geram inúmeras doenças e degenerações.

Gostaria de lembrar aqui um homem ilustre, do início do século XX, e que infelizmente não tive oportunidade de conhecer, mas cuja influência esteve presente durante toda a minha infância. De facto, falava-se muito dele na minha família, pois sou originária da Alsácia e não morávamos longe de sua casa. Falo aqui do Dr. Albert Schweitzer, uma personalidade extraordinária que já falava do respeito pela vida sob todas as suas formas, ou seja, no respeito pela natureza das plantas, dos animais e do ser humano.

A saúde vem através do prato, essa é a base, uma vez que a alimentação desequilibrada e à base de açúcar e gorduras saturadas causará doenças a longo prazo.

Tal como Hipócrates, no século V a.C. nos dizia, "que todo o alimento seja o teu medicamento". Será que esquecemos estas verdades simples? Sim, infelizmente, pois hoje em dia vivemos num mundo onde os imperativos económicos prevalecem e o valor humano vai perdendo importância. Devemos pensar em termos de rendimento, produtividade e lucros, dizem eles. O problema do ser humano é um pouco a sua característica própria. Enquanto não 'levar com a porta na cara', não irá reagir e vai sempre dizer: "veremos, teremos tempo para reagir". De qualquer forma, o mundo está de pernas para o ar.

É inconcebível ver como alimentam uma vaca com farinha animal, quando a vaca é herbívora, um ruminante. E dizem-nos que está tudo bem, que é para o seu bem, que disparate! Tudo isso pelo "velo de ouro", o lucro contra-natura e desequilibrado.

Quando o mundo transmutar todas essas incoerências, encontraremos finalmente o equilíbrio completo.

Quando nos sentamos à mesa para comer, o que encontramos no nosso prato? Alface, legumes, peixe, carne (para quem come carne), frutas, queijo... Mas, na realidade, vamos é ingerir pesticidas, herbicidas, antibióticos, metais pesados, etc. Fico-me por aqui, pois a lista é longa. Seria certamente interessante tornarmos a cultivar o nosso próprio jardim, e foi isso mesmo que começámos a fazer.

Senão, bom apetite para todos!

Não quero ser derrotista, mas é hora de percebermos que não podemos continuar assim. Está na hora de mudar, porque estamos a caminho de um desastre. A humanidade está a correr para a sua perdição.

Mudar a nossa maneira de pensar e agir, mudar os nossos hábitos diários para sermos responsáveis, sair um pouco da nossa zona de conforto, que talvez no início nos possa parecer um quanto restritiva, mas será por uma causa melhor.

Sim, é importante e até mesmo primordial, respeitar a natureza e tudo o que nos rodeia. Mas antes de tudo devemos começar por nós mesmos. Afinal, levamos o nosso carro à oficina para fazer a mudança de óleo e as revisões, para que o nosso investimento dure o máximo tempo possível. Então, por que não cuidamos do nosso próprio veículo? Isto é, do nosso corpo, esse veículo mágico, com o qual passamos a nossa vida, aquele que foi feito para durar 120 anos, se não mais. Infelizmente, com os nossos maus hábitos alimentares, estamos a reduzir a nossa expectativa de vida para 80-90 anos, apesar de todos os progressos da medicina, muitas vezes, chegamos a essas idades já acamados e sem as nossas capacidades físicas e psíquicas. O objetivo é viver até ao fim aproveitando a vida e não apenas sobreviver.

Num mundo em que respiramos um ar cada vez mais poluído, onde não temos tempo para meditar ou fazer exercício, é crucial alimentar-nos bem fisicamente com alimentos isentos de pesticidas e substâncias químicas, mas também intelectualmente e espiritualmente. Isso é já um começo de respeito.

Depois, respeitar-se é também reservar tempo para si mesmo, com massagens relaxantes ou tonificantes, banhos relaxantes e revigorantes, meditar, fazer meditação de alinhamento, meditação em conexão com os próprios órgãos, meditação sensorial, meditação visual, é importante manter o equilíbrio entre o corpo e o espírito.

Infelizmente, somos frequentemente confortados com energias contrárias em conflito, o bem e o mal. Mas somos livres para escolher o caminho que queremos seguir, pois existe a lei do livre arbítrio e ela pertence-nos. Se quisermos chocar contra a parede, é a nossa escolha, é connosco.

No entanto, se decidirmos o contrário, o universo será generoso connosco, mas é preciso estarmos atentos. Infelizmente, muitas pessoas não ouvem o seu corpo, não veem nada, porque estão demasiado presas à sua rotina diária, com o nariz no volante, no ciclo casa-trabalho-cama.

Portanto, pequeno parêntesis, esta pandemia e tudo o que estamos a sofrer neste momento, talvez não seja mais do que um mal que nos quer bem. De facto, a pandemia finalmente despertou muita gente que se apercebeu que somos nós que seguramos o leme da nossa vida. Então, cabe-nos, a nós, levar a nossa vida aonde queremos e fazer dela um inferno ou um paraíso. Viver uma vida harmoniosa baseia-se na ordem, no equilíbrio, no respeito e no amor. A desordem, tanto interior como exterior, traz o caos. É preciso conseguir a harmonia e equilíbrio entre o ambiente, o corpo e o espírito. Portanto, devemos saber o que temos e o que já não queremos, qual a nossa situação atual e determinar a nossa situação ideal.

Vou terminar este capítulo com uma citação de Francis Thompson:

"Todas as coisas, por um poder imortal
De perto ou de longe
De forma secreta
Estão interligadas
De tal forma que não podes colher uma flor
Sem perturbar uma estrela."

Falando de estrelas, diz-se frequentemente "nascer sob uma boa estrela".
Se recuarmos à origem dessa expressão, desde os tempos imemoriais, os fenómenos incompreensíveis eram explicados pela astrologia.
As estrelas eram guias e a sua posição no céu poderia marcar o destino de uma pessoa, segundo a crença popular.

Mas vejamos mais de perto o que é realmente um guia.

CAPÍTULO 3
GUIAS DE LUZ

Quando falamos de um guia de luz não devemos confundi-lo com o nosso anjo da guarda. O anjo da guarda é, na verdade, o nosso anjo físico ou tutelar, que se ocupa de nós nesta encarnação. Temos ao todo três anjos: o anjo físico, que nos ajuda a gerir os nossos problemas materiais; o anjo emocional ou astral, que nos assiste na nossa vida emocional e afetiva; e o anjo espiritual do plano mental, que nos apoia no desenvolvimento da nossa vida espiritual.

Mudamos de anjo físico a cada encarnação. No entanto, os anjos emocionais e espirituais permanecem connosco durante todas as encarnações. Os nossos anjos respeitam o nosso livre arbítrio e nunca intervêm sem o nosso pedido ou consentimento. Farei uma abordagem mais detalhada sobre os anjos no capítulo sobre os caminhos energéticos.

Um guia de luz é um ser espiritual que trabalha em segredo para proteger o equilíbrio na Terra. Todos temos um guia de luz. Eles estão lá para zelar por nós e mostrar-nos o caminho a seguir.

Desde o nosso nascimento que temos um guia ao nosso lado, é um pouco como as três fadas-madrinhas da Bela Adormecida. Ele está ali para nos guiar, mas também para nos ajudar a permanecer no nosso caminho. Ele nunca hesitará em colocar rasteiras no nosso caminho ou obstáculos na nossa rota, a fim de nos redirecionar para o caminho que tínhamos decidido seguir nesta encarnação. O guia respeitará o nosso livre arbítrio conforme estabelecido na folha que lhe entregamos antes de virmos e, este, que nos foi designado ao nascer, não ficará sempre connosco.

O seu papel é, claro, guiar-nos, mas também ajudar-nos a elevar a nossa consciência para que possamos ascender a um novo plano. Uma vez que evoluímos para um novo nível de consciência, teremos outro guia ao nosso lado que igualmente nos ajudará a mantermo-nos no nosso caminho, mas também a evoluir, e assim sucessivamente.

Os diferentes guias que nos acompanham desempenham vários papéis. Por um lado, estão lá para nos proteger, apoiar, encorajar e mostrar o caminho, mas também para nos darem a força para avançar e para nos inspirar. Se o Claude e eu percebemos bem, todos os guias que nos têm acompanhado, assim como aqueles que estão aqui neste momento, seriam de origem Pleiadiana. Concluímos, assim, que certamente também temos essa origem.

Um pequeno detalhe: para escrever este livro, antes de me instalar, acendo uma vela, ponho incenso e peço ao meu guia que me inspire e me guie. Este guia de luz está presente como um apoio, mas não nos impedirá necessariamente de cometer erros. Existe a lei do livre arbítrio, que ele respeitará. Assim, ele intervirá como foi previsto na minha folha de rota, para que eu permaneça no meu caminho; ele causou seis acidentes de carro ao Claude para que ele acordasse. Mas ele nunca interferirá nas minhas escolhas ou decisões, a menos que isso saia da minha direcção. Se decidirem escolher um caminho alternativo, ele desencadeará alertas, cabendo a cada um de nós percebê-los, ouvi-los e compreendê-los.

As coisas negativas que nos acontecem não são necessariamente negativas. Elas permitem-nos refletir, questionar-nos e impulsionar-nos para cima. Sem isso, talvez não estivéssemos onde estamos agora, pelo que é importante ver sempre o copo meio cheio, em vez de meio vazio.

O crescimento é sempre repleto de obstáculos e dificuldades, altos e baixos, é um pouco como uma montanha-russa. É durante esses momentos que precisamos do nosso guia para nos apoiar, e ele aguarda apenas o nosso chamamento para nos mostrar. Nunca estamos sozinhos, ele está sempre lá a zelar por nós.

Todos somos seres de luz e todos temos uma origem extraterrestre. Antes de virmos à Terra reunimo-nos todos (cada ser com os seus guias) para estabelecer cada plano. Cada guia que nos irá seguir durante nossa encarnação terá uma folha com a sua missão e depois, assim que ele alcançar o objetivo de nos ter levado onde deveria, mudaremos de guia.

Viemos à Terra com uma missão de luz bem precisa. Cada um terá uma missão própria em qualquer área. Pode ser na arte, na música, na escrita, na educação...
Essa missão é a nossa razão de ser. Ao chegarmos à Terra, já não sabemos porque estamos aqui e, principalmente, qual é nossa missão de vida, pois perdemos a memória no ventre materno durante os quatro primeiros meses de gestação.

Os guias começam então a jornada para nos fazer entender a razão de estarmos aqui e para nos dirigir subtilmente aonde devemos ir. O nosso guia tentará então comunicar connosco de diferentes maneiras e intervindo na nossa voz interior. Ele poderá sussurrar-nos palavras, mas também invocar em nós ideias, imagens ou pensamentos. Ele poderá inclusive transmitir uma mensagem através de um jornal, da televisão, de uma canção, um cheiro, uma sensação. Existem imensas maneiras pelas quais o guia se pode manifestar, mas para isso é preciso estar atento, aberto aos sinais externos e acreditar neles. Os guias sempre passarão por um sentido para se comunicar. Seja a audição, o olfato, o paladar, a visão, pouco importa. É a forma de eles nos darem respostas e nos provarem, com brandura, que estão sempre ali ao nosso lado.

Pequena história curiosa:
Um dia estávamos na casa de alguém para fazer uma purificação do seu habitat. Procuraram-nos porque sentiam más energias na casa e não dormiam muito bem. Então, purificámos e fizemos o necessário também através da geobiologia. Na sala principal, onde estávamos inicialmente, havia uma jarra com rosas e, ao voltarmos, uma rosa tinha sido retirada do bouquet e estava pousada delicadamente sobre a mesa. Enquanto que essas belas rosas não tinham cheiro, um perfume de rosa invadia o ambiente. Era simplesmente um sinal do guia para nos mostrar que ele estava lá e que estava contente pelos ocupantes do local.

É apenas uma história, e eu teria mil outras para vos contar, todas tão maravilhosas e inesperadas.

Se vocês não estiverem habituados a comunicar com vosso guia ou se não souberem como decifrar as mensagens, um pequeno conselho: comecem com uma meditação. Não há necessidade de que ela seja complicada, uma meditação de alinhamento, por exemplo, bem simples, colocando a consciência no amor e este incondicional por tudo, permite soltar as amarras e elevar a sua vibração. Vocês estarão então mais despertos a receber e sentir.

Existem diferentes formas de fazer meditação e diferentes métodos. Não importa, cabe-vos escolher aquele que mais vos convém. Não precisam de meditar durante horas, o importante é acender sempre uma vela e queimar incenso, irá tornar a conexão mais fácil.

Os guias que estão num plano etéreo (puro, excelso) são acompanhados por seres que, por outro lado, estão encarnados. Eles estão ao nosso lado na nossa vida quotidiana para nos ajudar. Denominamos esses seres de 'crianças índigo, azul, púrpura e cristal', mesmo se para alguns já não sejam crianças.

3.1 As crianças Índigo, Azul, Púrpura e Cristal

Compreendemos bem que é necessário trazer mais consciência para esta Terra a fim de elevar a vibração do planeta, onde tudo é mais equilibrado. As energias contrárias e poderosas travam a sua evolução.

A Terra vibra a uma certa frequência. Ela está numa terceira dimensão, e a sua frequência está a subir em todo o território. No entanto, o mal e as más energias também estão a subir e estas travam a sua implementação no equilíbrio e, com 5 a 8% de consciência, ela cristaliza tudo. A Terra está prestes a chegar ao fim de um ciclo, o que a levará a uma quinta dimensão. Nessa dimensão, todos os elementos — fogo, ar, água, terra — estão maravilhosamente equilibrados.

 A Terra está a elevar a sua vibração e as pessoas estão a ser conduzidas a elevar a sua também. Com 5 a 8% de consciência, tendemos mais a destruir do que a construir. Por isso, é importante expandir a nossa parte consciente para evoluirmos com o planeta, sendo que para tal precisamos de nos livrar das nossas falsas crenças. Seguindo-se a percepção e aceitação consciente de todas as experiências que podemos ter feito, libertar-nos delas através da transmutação. Por fim, substituir essas frequências baixas por frequências de luz e amor.

Para nos ajudar nesse trabalho, além dos nossos guias, somos apoiados por seres maravilhosos que se encarnaram na Terra mesmo não precisando mais de reencarnar, pois já tinham realizado um caminho de vida perfeito, em equilíbrio. Portanto, já não precisavam de voltar para fazer experimentações.

Esses seres encarnados, sem dúvida, eram guias experientes antes de se envolverem no meio destas baixas frequências de energia; isso foi, seguramente, uma escolha difícil para eles, uma escolha repleta de abnegação e amor. Designamos esses seres de Crianças Índigo, Crianças Azuis, Púrpura e Cristal. Eles já não são crianças agora, excepto as Cristal.

Eles são seres extraordinários com diferentes níveis de consciência e capacidades excepcionais. Estão aqui para intervir no mundo, em prol do amor, da paz, da harmonia e do equilíbrio.

As crianças Índigo chegaram há cerca de cinquenta anos, e eram apenas um punhado no mundo. Os últimos chegaram há aproximadamente 35 anos. Elas vieram para mudar a vibração global e apenas a sua presença pode alterar o ambiente. A criança Índigo possui 3 vezes a nossa vibração e impulsiona as coisas e os acontecimentos. Ela terá atitudes e realizará ações que nem sempre compreenderá, muitas vezes, agirá por instinto. Essas ações não emanam da sua consciência, ela não sabe porque fez isto ou aquilo, mas o seu inconsciente sabe bem porquê. Ela está realmente aqui para mudar a vibração da Terra e veio para lutar e quebrar ações que não estão na luz. Procura o respeito pelos valores humanos e a honestidade. Muitas vezes, quer quebrar o sistema.

A criança Índigo precisa sentir-se livre e muitas vezes é rebelde, pois tem dificuldade em aceitar a noção de hierarquia e autoridade. Não precisa ter amigos, e essa necessidade de solidão está frequentemente associada a um comportamento antissocial. A criança Índigo costuma sentir-se entediada na escola, pois compreende muito rapidamente o que lhe é explicado, sendo muitas vezes autodidata e realizando as suas próprias pesquisas, pois precisa de compreender tudo e possui uma forte perseverança e determinação.

Em seguida, veio a criança Azul. Ela chegou há cerca de 35 anos, para os primeiros. Ela possui 12 vezes a nossa vibração. É um ser muito sensível e sente tudo. É como uma esponja que capta as emoções dos outros, mas nem sempre sabe como se proteger.

Vê muito bem as auras das outras pessoas e tem informações diretas através do seu guia. Possui o dom da clarividência e clariaudiência muito desenvolvidas. Também tem a capacidade de ver entidades invisíveis aos mortais comuns. Precisa de amar e de ser amada. Detesta a injustiça e a falta de respeito.

Ela sonha com uma vida de respeito entre os seres humanos, mas também com o respeito do ser humano pela natureza e pelos animais.

A criança Azul é um ser muito empenhado e, mais tarde, poderemos frequentemente encontrá-la em cargos de liderança, como realizador de documentários, mas também na ecologia, como porta-voz dos direitos dos animais ou como voluntário em diferentes causas. A criança Azul tem realmente o coração voltado para resolver problemas e ajudar o próximo.

As crianças Índigo e Azul são frequentemente hiperativas. Elas tendem a encarnar em famílias não despertas para lhes abrir a consciência. Nem todas as pessoas com 35 anos são necessariamente Crianças Azuis, pois também ainda há muitas chegadas de pessoas encarnadas que estão aqui para realizar experimentações. As crianças Azuis chegaram gradualmente, tendo as últimas chegado há cerca de 20 anos.

Depois vieram as crianças Púrpura, há cerca de 20 anos para os primeiros. A Púrpura possui 24 vezes a nossa vibração. Ela chegou para implantar novos instrumentos na Terra e está em sintonia com a vibração divina. Faz tudo para aniquilar o desequilíbrio, é muito pura e faz as coisas acontecerem através da comunicação.

Em seguida, surgiram as Celestinas ou Crianças Cristal. As primeiras chegaram há cerca de 10 anos. Infelizmente, nem todas as encarnações são Cristal. Estes são seres extraordinários. O seu objetivo é sempre fazer o bem à sua volta. A criança Cristal quer que tudo esteja em harmonia ao seu redor, e por isso deseja que todas as pessoas vivam nessa harmonia, em paz e serenidade.

A criança Cristal tem uma aura transparente como o cristal, daí o seu nome. É muito pura e evita todas as disputas e desentendimentos. É muito discreta e serena. Ela afastar-se-á de todas as energias negativas, como ódio, raiva, ciúmes... Ela irá sentir-se atraída pela natureza e pelos animais.

A criança Cristal está aqui para trazer equilíbrio e harmonia às pessoas, mas também para promover a harmonia no ambiente em que vivemos. Tem um temperamento equilibrado, gosta de trazer paz e atrai pessoas sensíveis, mesmo sendo muito discreta. Possui uma sensibilidade fora do comum, o que lhe permite compreender instintivamente cada pessoa. Não é uma guerreira como a Índigo; não está em luta nem usa agressividade para propor uma nova visão do mundo. Tudo acontece com suavidade e em harmonia, não precisando necessariamente da palavra para se expressar.
Todo esse pequeno mundo gira ao nosso redor para impulsionar a nossa consciência e nos permitir fazer uma introspecção,

vendo o que não está bem dentro de nós. É essencial compreender bem o que acontece em nós e, especialmente, entre essa parte Yin e Yang.

CAPÍTULO 4
RELAÇÕES FAMILIARES

Como funciona o corpo humano? O que é o Yin e o Yang?

A entidade que representamos é formada por uma parte Yin e uma parte Yang.
A parte Yin no cérebro encontra-se do lado direito.
A parte Yang, do lado esquerdo.
Mas, no corpo físico, a parte Yin repercute-se do lado esquerdo e o Yang do lado direito.

Como se repercutem o Yin e o Yang no corpo humano?

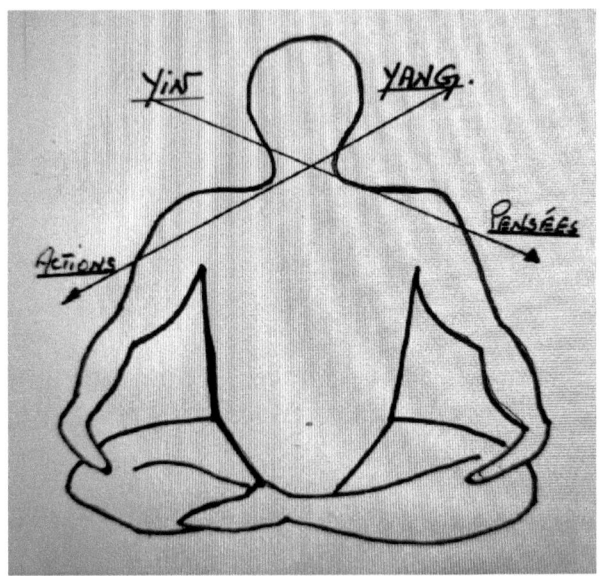

As crenças a descodificar repercutem-se do outro lado

Yin   Yang   Ações   Pensamentos

A parte Yin representa o feminino, o mental, a criatividade, mas também a mãe.

A parte Yang representa o masculino, a ação, o trabalho, mas igualmente o pai.

A mãe é também a terra Gaia, a natureza. O pai representa o Pai Divino, o UNO ou o Tudo.

Todos nós temos uma parte Yin e uma parte Yang em nós. O objetivo é ter essas duas partes equilibradas. Precisamos de 50% de Yin e 50% de Yang. Antes de agir, precisamos de refletir. Mas, infelizmente, há sempre um desequilíbrio entre as duas partes. Esse desequilíbrio está presente nos pensamentos que muitas vezes não nos pertencem. São aqueles das nossas linhagens parentais, alojados no nosso inconsciente, talvez aqueles do consciente que absorvemos durante a nossa educação.

Podemos observar mulheres com tendência a ser mais masculinas na maneira de se vestir ou de se pentear. Da mesma forma, podemos observar homens com tendências mais femininas.

O objetivo é unir o Yin e o Yang interior para alcançar a Trindade em nós.

Yin + Yang = criança de luz interior. Se não encontrarmos esse equilíbrio dentro de nós, teremos dificuldades em encontrá-lo fora de nós.

De qualquer forma, o universo vai mostrar-me o meu desequilíbrio interior.

Por exemplo, o meu marido, que representa a minha própria parte Yang expansiva, vai mostrar-me o que estou a fazer de errado nas minhas ações. Assim como eu, mulher, posso mostrar ao meu marido quais os pensamentos em que ele pode ter errado e qual é o estado da sua parte Yin.

O Yin e o Yang são forças opostas, mas complementares. Uma não pode agir sem a outra. É o equilíbrio dessas duas forças que permite uma boa circulação energética em todo o corpo.

Pequeno parêntesis - se não houver comunicação e partilha entre o Yin e o Yang, corremos o risco de ter problemas nos intestinos -. A parte Yin, que tende a ser mais calma, mais passiva, trará equilíbrio em relação a essa parte Yang, que é mais forte e agressiva.
A parte Yin também representa a escuridão, a parte sombria, portanto tudo o que está no interior (frio). Enquanto a parte Yang representa a parte exterior (sol, quente).

Assim como o sol e a sombra, o bem e o mal, o homem e a mulher, o Yin e o Yang são energias interligadas. Uma não pode existir sem a outra, e é isso que faz a vida na Terra.

Enquanto criança, vou absorver tudo o que a mãe me mostra, essa parte feminina, assim como o pai, com as ações e todas as abundâncias. É assim no que eu me vou transformar.

Cada homem e cada mulher possui uma parte Yin e uma parte Yang. A nossa parte Yin está lá para criar, para refletir, para formular, elaborar projetos e para os transmitir à parte Yang para agir. Não pedimos à parte Yang que reflita, ela não existe para isso, apenas para agir. Ela também não existe para agir em função do ego, mas sim para oferecer os resultados à sua parte Yin que, forte nesses resultados, possui energia suficiente para novamente refletir e criar. E se, infelizmente, os resultados forem oferecidos ao ego, ocorre então um enorme desequilíbrio, pois o Yin não terá a energia de volta, ficando num impasse criativo e os resultados começarão a desintegrar-se, desencadeará a queda dos esforços, a queda das ações: isso é inevitável.

Em cada casal, é a mesma coisa, o homem representa a parte Yang da mulher, e a mulher representa a parte Yin do homem. Quando o homem e a mulher se comunicam entre si, o equilíbrio reinará.

De facto, seja o que for que as duas partes Yin elaborem, reflictam e criem juntas, que deem os projetos aos seus respectivos Yang para passar à ação, caso contrário, o casal deixará de estar em equilíbrio. Imaginemos que o homem, com sua parte Yin, se dirige diretamente à parte Yang da mulher: haverá fatalmente um confronto de forças, uma agressão, e a imposição do poder de um sobre o outro. Aliás, o inverso também será verdadeiro: o homem sentir-se-á agredido e, os relacionamentos familiares, infelizmente, irão desagregar-se. Os conflitos de força geralmente terminam mal e muitas vezes devem-se, essencialmente, às memórias celulares das linhagens parentais alojadas no inconsciente ou no consciente, devido à educação ou às reflexões negativas das provações da vida.

Temos essa parte Yin dentro de nós que pensa, que cria, e essa parte Yang que colocará em ação os pensamentos do Yin. Até aqui tudo bem, isso acontece assim com todos os mortais desta Terra. É muito possível que outra pessoa pense e aja da mesma maneira que eu e, quando eu encontrar essa pessoa, será como se um sinal se acendesse dentro de mim, acompanhado de uma reação emocional que talvez eu não consiga compreender ou interpretar. Essa parte Yin, que é a base de todo contacto com as energias da Terra, vai cristalizar as nossas formas de pensamento, ou seja, as nossas formas de pensamento irão materializar-se.

É o que denominamos de lei da atração.

CAPÍTULO 5
A LEI DA ATRAÇÃO

O segredo da Terra é muito simples e tão evidente: quando eu penso, eu crio. Eu materializo, ou seja, eu cristalizo os meus pensamentos.

Quando queremos algo e colocamos energia negativa nisso, como por exemplo ao nos dizermos que não podemos obter essa coisa, então está perdido, nunca conseguiremos tê-la. Se eu quero que a lei da atração funcione a meu favor, deverei investir toda a minha energia, o meu poder de convicção, como se já possuísse o que desejo, como se já estivesse realmente em posse desse algo. Então, não há nenhuma dúvida, já está, já consegui.

Mas não basta apenas dizer *"Ok, óptimo, já a tenho!"* Tens também de sentir a coisa, senti-la no mais profundo do teu ser; essa vibração é muito agradável, pois já a possuis. É preciso colocares toda a tua energia, as tuas emoções, e sentir as emoções de gratidão no mais profundo de ti mesmo. Isso tem de vibrar nas tuas entranhas. Deverás colocar-te imperativamente nessa situação de gratidão. Gratidão por estar em posse dessa coisa. A gratidão coloca-te numa posição de abundância e, se expressares abundância, a abundância virá até ti.

Se te colocares numa situação de escassez, de vítima, numa energia baixa, não poderás afirmar e atrair essa abundância.

Vejamos um exemplo concreto:
Queres um carro novo. Não vais dizer "eu quero", pois é necessário que já estejas na energia de tê-lo para que a atração o traga até ti.

Irás expressar toda a tua alegria, a tua felicidade por teres esse carro e vais dizê-lo em voz alta, oferecendo toda a tua gratidão ao universo por já ter esse carro. O que precisas fazer é permanecer sempre nessa frequência porque, se caíres na armadilha de pensar "é muito caro, não me posso dar ao luxo de comprá-lo agora", o universo não irá entender. Estarás a enviar gratidão por algo que possuis e, no final, já não queres. Não deverá haver nenhuma negatividade. Isso é mais do que importante para alcançares o que desejas. Não te preocupes com o como, o universo encarregar-se-á de fazer isso acontecer, ponto final. É assim que funciona!

Tens de saber se realmente queres isso ou não. E, portanto, cada vez que tiveres um pensamento negativo, o universo vai-te retirar o que já tens e, no final, acabarás por voltar ao ponto de partida, girando em círculos como um hamster numa roda. Dás um passo à frente e depois outro para trás. Sempre haverá um acontecimento na vida que te fará desviar do caminho, ou uma pessoa que te vai trazer de volta à sua própria realidade, dizendo: "mas repara onde estás, pára de sonhar, já viste o teu saldo bancário? Pára de acreditar que és rico."

Há uma cena que eu gosto muito numa das "Aventuras de Tintin e Milú". Tintim pede a Milú para avisar o Capitão ou o professor com urgência e, no caminho, Milú vê um osso no chão que lhe faz crescer água na boca. Então aparece o diabo, dizendo: "vai, apanha-o, senta-te e come tranquilamente!" E do outro lado, o anjo diz: "mas não, isso não é sensato, há algo mais urgente!" Assim, Milú fica dividido entre o bem e o mal e, felizmente, ele acaba por se alinhar com o que seu anjo diz. Nas nossas vidas é a mesma coisa; existem sempre 36 mil milhões de bons pretextos, obscuros, para nos afastar do foco no bem, quando na verdade não temos desculpa.

Precisamos sim banir completamente esse diabo que está dentro de nós, aquele que nos puxa para baixo, e dar toda a nossa energia ao nosso anjo.

De qualquer forma, tudo já está lá. Nós já temos tudo, é apenas uma questão de crença, de frequência, de energia. Talvez ainda não possamos tocá-lo, senti-lo fisicamente, mas está presente. Embora ainda não seja visível a olho nu, eu vejo-o e sinto-o a um nível energético, e está tudo certo!

Os meus pensamentos estão em osmose com as minhas emoções. Basta materializá-las mantendo essa frequência, como se eu já as tivesse, e manter essa frequência sintonizada na gratidão.

Se eu quero uma casa à beira da praia visualizo-me dentro dela, sinto a casa, o seu odor, cheiro a maresia, o iodo a entrar pelas janelas, a agradável brisa marinha a soprar as cortinas e o sol a aquecer o meu gato, deitado tranquilamente no seu cesto. Devo visualizar cada detalhe como se já morasse lá. Não há margem para dúvidas. E ninguém poderá interferir nesse processo. Não deixo espaço para pensamentos negativos que tentam invadir a minha mente.

Tudo age em função das frequências: existem todos os tipos de frequências, altas e baixas, pouco importa. Portanto, atrairei o que vibra na mesma frequência que eu. Não basta apenas pensar em algo positivo, também eu devo vibrar com a mesma energia. Tudo está interligado: corpo, espírito, mente (alma).

Se eu pensar em algo bom, positivo, mas agir de maneira contrária, com emoções opostas, isto jamais funcionará.

Vamos considerar outro exemplo:

Se eu pensar em amor, gratidão por tudo quanto tenho mas, por outro lado, ferir, criticar, tiver ciúmes e inveja do outro, todas as minhas boas intenções serão destruídas pelas minhas ações e pensamentos negativos. Essas emoções negativas irão cristalizar-se em acontecimentos negativos para mim, e tudo me atingirá em cheio, como um bumerangue, ou um pêndulo. Eu penso, então crio e, neste caso, acontecimentos negativos para mim.

Tudo é vibração, e cada coisa possui a sua própria vibração. As pessoas que estão em harmonia comigo têm uma vibração idêntica à minha.

A lei da atração é muito simples. Quando eu penso, eu crio. Se eu penso negativamente, eu crio o negativo. Se eu penso positivamente, eu crio o positivo. Porque a potência, a força da atração, irá colocar-se em movimento para me conceder o que eu penso, em conformidade com as minhas emoções e a minha gratidão.

Se pensares durante mais de 12 segundos em algo, crias aquilo que denominamos de egrégora. Esta egrégora super poderosa vai ativar a atração para realizar o teu desejo. Se pensas mal de alguém, é como se quisesses fazer mal a ti mesmo, e assim, como um pêndulo, esse mal a ti retorna.

Não faças aos outros o que não queres que te façam a ti pois, inevitavelmente, um dia isso irá voltar contra ti. É importante usar os 14 segredos da lei da atração de forma positiva e sempre no presente. É assim que o universo vai começar a trabalhar, excepto claro, se tiveres crenças limitantes enraizadas nas tuas células. Nesse caso, será necessário transmutar essas crenças, essas memórias celulares, para o conseguires.

Em resumo, no universo tudo é energia, tudo é vibração, do infinitamente pequeno ao infinitamente grande...
Tudo é energia e é só isso.

" Alinha a frequência da energia que desejas e não poderás deixar de alcançar essa realidade.
Não pode ser de outra forma.
Não é filosofia. É física."
Albert Einstein

A energia vai para onde a atenção está virada.

Se houver um problema algures, não nos devemos focar no problema, mas sim na solução. E, para transformar este ciclo catastrófico num ciclo virtuoso, devemos ser honestos connosco próprios. É necessário estar de acordo com os nossos pensamentos e palavras, e ter uma confiança total no universo.

Esta energia que transporta os nossos pensamentos e emoções atrai para nós, como um íman, tudo o que está fora. Esta energia circula também dentro de nós, desde a cabeça aos pés, passando pelos órgãos, mas também através de centros energéticos. Estes centros energéticos são extremamente importantes, pois é por eles que passa toda a energia vital universal de luz, que depois se difundirá nas diferentes partes do corpo.

CAPÍTULO 6
OS CHAKRAS E OS CAMINHOS ENERGÉTICOS

Este corpo humano muito complexo, que é composto não só por células com as suas memórias celulares, como também por esta parte Yin e Yang, possui igualmente 10 centros energéticos ligados às fontes. É também constituído pelos Nadis e pelos chakras, que são outros centros de energia.

O que significa a palavra chakra?

Em sânscrito, significa roda ou disco, para designar um objeto circular em movimento. Os chakras são centros de energia que encontramos no nosso corpo. Estamos conectados às energias da Terra e às energias cósmicas por um canal central que nos atravessa subtilmente. Este canal penetra no corpo físico pelo topo da cabeça, sai por entre as nossas pernas e entra na terra.

Neste canal, ancoram-se os centros energéticos - chakras. Temos uma multiplicidade de chakras, mas vou falar sobre os 8 principais.

Primeiro, é importante entender que o ser humano é composto por vários corpos. O nosso corpo não se limita apenas à densidade do nosso corpo físico. Temos também um corpo etéreo, um corpo emocional, um corpo mental e, em seguida, um corpo astral.

Esses diferentes corpos possuem muitos elos que são os centros de energia (chakras). Esses 8 chakras estão conectados ao canal central que se localiza ao longo da coluna vertebral.

1º Chakra: localizado ao nível dos pés, de cor vermelha tijolo, está ligado à ancoragem. Denominamos Chakra da ancoragem.

2º Chakra: situado entre o sexo e o ânus, de cor vermelha, está ligado ao enraizamento. Denominamos Chakra raiz.

3º Chakra: localizado abaixo do umbigo, de cor laranja, está ligado ao sagrado. Denominamos Chakra sacral.

4º Chakra: localizado acima do umbigo, de cor amarela, está ligado ao solar. Denominamos Chakra solar.

5º Chakra: situado entre os seios, de cor verde, está ligado ao coração. Denominamos Chakra do coração.

6º Chakra: localizado ao nível da garganta, de cor turquesa, está ligado à comunicação. Denominamos Chakra laríngeo.

7º Chakra: localizado no meio da testa, de cor lápis-lazúli, está ligado ao terceiro olho. Denominamos Chakra do terceiro olho.

8º Chakra: situado no topo da cabeça, de cor violeta, está ligado ao coronário. Denominamos Chakra coronário.

Cada chakra tem a sua importância e um significado bem específico. É fundamental que os chakras estejam bem abertos para permitir uma boa circulação energética e manter o corpo em boa saúde.

Para manter os chakras abertos, é importante praticar diariamente a gratidão. Tudo é vibração, e a gratidão tem uma frequência vibratória muito elevada. Se praticarmos a gratidão e a meditação diariamente, elevamos a vibração do nosso corpo, o que permite manter os chakras abertos.

No entanto, pode ser que um chakra esteja fechado. Assim, será necessário, em primeiro lugar, ganhar consciência de que ele está fechado. Para isso, é preciso, antes de tudo, ter consciência do seu corpo físico. Ou seja, viver cada instante, cada movimento e respiração em plena consciência. É preciso que a nossa mente esteja totalmente envolvida no que fazemos, e é assim que o nosso espírito se conecta com o nosso corpo. É necessário sentir esse fluxo de energia que circula em nós, dos pés à cabeça.

Aqui está um exemplo de um chakra fechado: se tenho tendência a ficar em silêncio, a não dizer o que penso, a engolir... então, o meu chakra da garganta, ou seja, o chakra laríngeo, que representa o chakra da comunicação, irá fechar-se. Por um lado, bloqueio a circulação energética, mas também posso, posteriormente, sentir uma espécie de nó na garganta e experienciar um desconforto. A longo prazo, isso pode ter consequências mais graves.

Não nos apercebemos necessariamente quando os chakras estão fechados. Não há um indicador luminoso que se acenda no painel de controlo. Mas é por isso que é importante estar atento ao próprio corpo. O corpo sabe o que não vai bem e irá enviar-nos sinais. Podemos sentir mal-estar, medos, bloqueios, stress...

Uma vez que já temos consciência de que um chakra está fechado, podemos reativá-lo de diversas maneiras.

Podemos estimulá-los com ondas de formas, cheiros, música, pedras, visualização sensorial, cores, incensos... Cada chakra possui um odor de estimulação. Pouco importa que ferramentas utilizamos, o importante é abri-los e cada um deverá encontrar o que mais lhe convém. Cada chakra é um receptáculo de uma vibração energética específica que irá emitir para estimular um órgão ou uma parte do corpo, glândulas, a fim de nos permitir estar saudáveis e alegres.

Vamos agora aprofundar um pouco mais o significado dos chakras.

O chakra raiz de base, que se situa sob os pés, está ligado à ancoragem e é de cor vermelho tijolo. É importante estar bem ancorado à Terra, bem enraizado e com os pés no chão. Isso não significa que devemos ser excessivamente práticos e demasiado pragmáticos "pé no chão", mas também não devemos viver apenas nas nuvens e na fantasia. Na verdade, é necessário um equilíbrio, como em tudo na vida. Como fazer para estarmos bem ancorados? Uma maneira muito simples e pouco onerosa é estar o mais possível em conexão com a natureza, passar o máximo de tempo possível ao ar livre, sentar-se na relva, passear na floresta, andar descalço nas ervas. Isso permitirá que nos alimentemos de quantidades de iões negativos, indispensáveis para a nossa saúde e equilíbrio energético. Estes são formas muito simples para nos sentirmos mais ancorados, e quando isso acontece, ficamos alegres e serenos.

O chakra raiz 2, de cor vermelha, localiza-se entre o sexo e o ânus e está ligado aos ossos, à estrutura óssea. Se tiverem a sensação de estar bloqueados, de ter dificuldade em avançar, são sinais indicadores de que este chakra está bloqueado ou fechado. Este chakra determina a nossa estabilidade. Está conectado às nossas necessidades primárias e à segurança (suficiente dinheiro, comida, água, um teto para dormir, etc.).

O chakra sacral, de cor laranja, está ligado à criatividade, à energia sexual, mas também à vontade e, de modo geral, ao desejo. Intervém também em jogos de poder e sedução.

O chakra solar, de cor amarela, está ligado às emoções e aos sentimentos, serve para nos afirmarmos como indivíduos. Incentiva a afirmação e a confiança em nós mesmos. Um ego demasiado desenvolvido pode bloquear este chakra.

O chakra do coração, de cor verde, canaliza a energia da vida, do amor, mas também do amor incondicional por si, pelos outros e pelo universo, a compaixão e a sensibilidade.

O chakra laríngeo, de cor turquesa, corresponde à comunicação e à capacidade de inspirar os outros. Ele ajuda-nos a expressar-nos verbalmente, mas também de uma forma mais criativa através da arte, permitindo-nos exprimir a nossa personalidade.

O chakra do terceiro olho, de cor lápis-lazúli e ligado à glândula pituitária, governa a clarividência, a telepatia e a percepção clara. Este chakra corresponde à sabedoria e à clareza. Permite-nos aceitar melhor tudo aquilo que não conseguimos explicar. No entanto, se sentirmos a necessidade de entender tudo logicamente, é provável que este chakra esteja fechado.

O chakra da coroa, de cor violeta e ligado à glândula pineal, representa a iluminação, a pureza e a consciência total. Está ligado ao primeiro chakra exterior superior, o chakra da alma. Ele permite estabelecer a ligação com o cosmos e o plano espiritual.

Já vimos, através do significado dos chakras, que esses centros energéticos são essenciais para o bem-estar e que é importante mantê-los sempre abertos e em circulação.

Além disso, também possuímos caminhos energéticos que tentarei explicar da forma mais clara possível, através da compreensão da Cabala e da Árvore da Vida.

A Cabala é uma filosofia religiosa cujo nome, "Kabbalah", deriva do verbo hebraico "kabbel", que significa: receber – acolher.

Na Cabala, encontramos uma descrição completa de seres invisíveis que estão presentes para ajudar o ser humano e contribuir para a evolução da humanidade.

O antigo alfabeto hebraico contém apenas 22 letras e é escrito da direita para a esquerda. Os primeiros escritores escreviam pela manhã, virados para o sul, movendo a mão em direção ao sol nascente.

As letras sagradas são energias vivas que estruturam as palavras. Cada letra corresponde a um número, um símbolo, uma força cósmica que representa uma energia universal. Cada letra corresponde ainda a um aspecto diferente da energia universal. Aprender estas letras e meditar sobre elas é aprender a conhecer as leis do universo. As letras estão, por outro lado, em relação com os planetas, os meses do ano, os signos do zodíaco, uma parte do corpo.

Existem várias técnicas de meditação e de re-energização a partir das letras hebraicas. Tudo depende do que se procura. Podemos também escolher uma letra ao acaso, deixar o nosso instinto guiar-nos ou, então, deixar emergir uma sensação que possamos ter com uma ou várias letras específicas.

Podemos também escolher uma letra que corresponda a um órgão específico e visualizar essa letra. Assim, deixamos a sua energia impregnar todas as células do nosso corpo e direcionamos a letra para o órgão de forma a energizar a parte do corpo que mais necessita.

Encontramos todas essas letras na Árvore da Vida.

A Árvore da Vida é frequentemente representada por uma árvore que simboliza a paz e a harmonia, mas também a eternidade, e que extrai a sua força do centro da Terra. Representa a energia positiva e natural, assim como a vitalidade. É o símbolo mais amplamente partilhado pelo mundo. Pode ser encontrado entre os Celtas, os Astecas, os Cristãos, os Persas, os Vikings... A Árvore da Vida frequentemente encarna a renovação e a longevidade. É uma onda de forma que emite uma energia positiva. Por isso, é tão benéfico usar uma onda de forma positiva. Podemos usá-la sob a forma de colar, bracelete, uma ilustração numa t-shirt...

Existem, contudo, ondas de forma negativa, como a cruz gamada ou suástica, por exemplo. Neste caso, é melhor evitar usar estes símbolos, pois podem ter impacto no vosso metabolismo. Não é irrelevante usar ondas de forma, pois tudo é energia. Boa ou má, e, inevitavelmente, isso irá refletir-se no vosso organismo.

Não me vou alongar sobre as ondas negativas, mas é importante saber que elas existem. Se eu falar mais sobre essa energia negativa, isso significa que me interesso por ela e dou-lhe poder.

Portanto, vou falar mais sobre as ondas positivas, nomeadamente sobre a Árvore da Vida. Como disse anteriormente, esse símbolo pode ser encontrado por todo o mundo e em várias culturas.

Para os Budistas, é a árvore sob a qual Buda meditou até alcançar a iluminação.
Para os Cristãos, a Árvore da Vida encontra-se no Jardim do Éden. Representa a imortalidade e a vida eterna.
Para os Vikings, ela serve para conectar os homens aos gigantes e aos Deuses.

Mas voltemos à Árvore da Vida cabalística que é a que mais nos interessa. A sua imagem distancia-se da representação da árvore vegetal. Já encontramos a Árvore da Vida nos primeiros escritos da Cabala. Ela é simbolizada por um diagrama que representa as forças cósmicas do universo e suas relações com o ser humano. Cada símbolo representa uma energia cósmica relacionada com um centro energético do corpo humano. Meditar sobre um símbolo permite-nos conectar com uma energia cósmica, bem como com os Seres invisíveis que ela representa, e harmonizar as energias cósmicas com a nossa própria energia.

A Árvore da Vida com as fontes angélicas

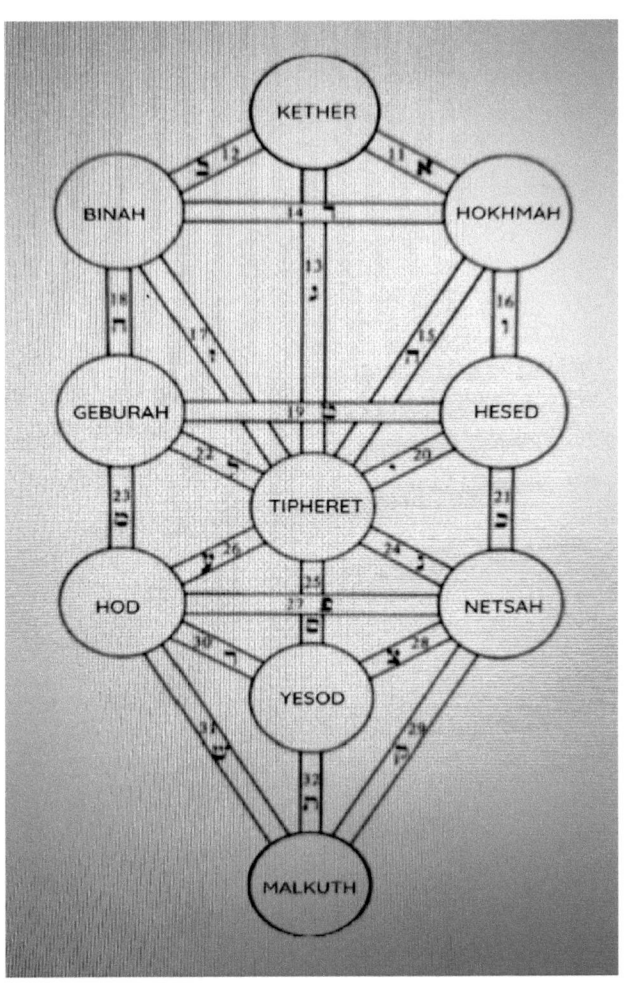

KETHER   BINAH   HOKHMAH   GEBURAH

HESED   TIPHERET

HOD   NETSAH   YESOD   MALKUTH

A Árvore da Vida é representada por 10 esferas ou centros energéticos, cada qual correspondendo a uma parte do corpo humano.

Essas 10 esferas estão interligadas por 22 caminhos, que correspondem aos circuitos energéticos que os conectam entre si.

Eis as dez esferas com as respectivas correspondências no corpo:

1. Kether - o chakra coronário
2. Hochmah - o lado esquerdo do rosto
3. Binah - o lado direito do rosto
4. Hesed - ombro esquerdo
5. Geburah - ombro direito
6. Tiphereth - o chakra solar
7. Netzah - anca esquerda
8. Hod - anca direita
9. Yesod - o chakra sacral
10. Malkuth - o chakra raiz

A Árvore da Vida no corpo humano

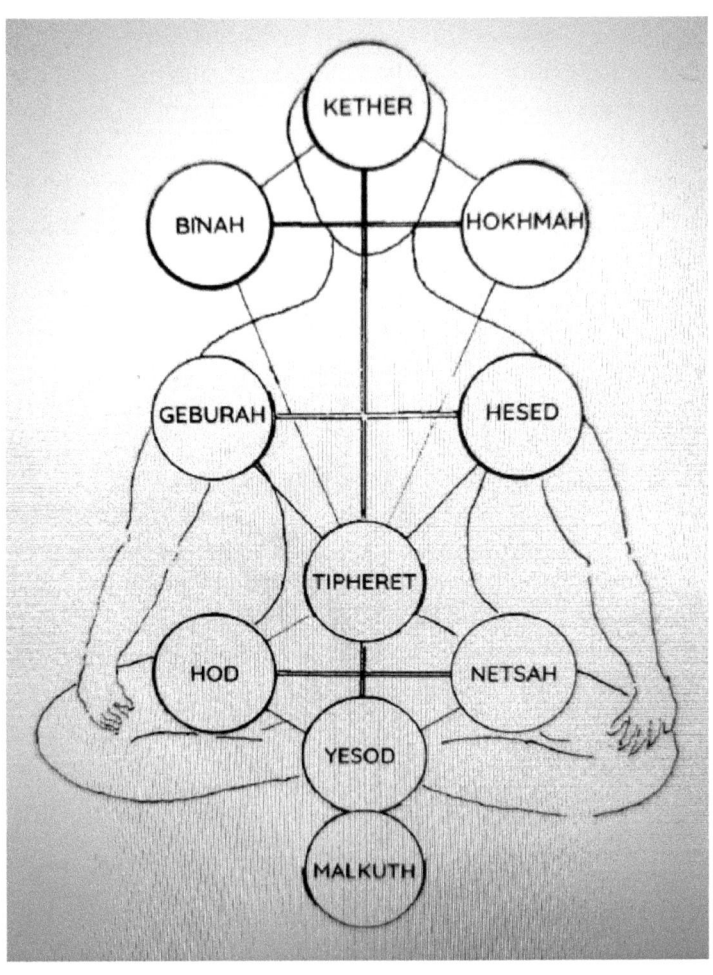

KETHER   BINAH   HOKHMAH   GEBURAH
                    HESED
        TIPHERET   HOD   NETS   YESO
                    MALKUTH

Portanto, a Árvore da Vida permite explicar a passagem do Divino para o homem através da transição pelas 10 esferas. Os 22 caminhos conectam as 10 esferas e, nas esferas, encontramos coros angélicos. Esses seres de luz são mensageiros entre o Divino e o homem, e estão ao serviço de quem os invoca. Eles não podem intervir sem o nosso consentimento nem sem que os chamemos. Estão ao nosso lado, aguardando pacientemente que lhes peçamos ajuda. Essa é a lei do livre arbítrio: a escolha de invocá-los ou não.

Existem 72 seres de luz distribuídos por 9 esferas, ao serviço da humanidade. Não se tem em consideração a décima esfera, que representa a Terra.

Assim que pronunciamos o nome de um ser de luz, conectamo-nos vibratoriamente com ele. Esses seres de luz são ajustadores de energia, dinamizam ou corrigem as energias que existem dentro de nós, e que correspondem ao nível do nosso organismo a uma esfera da Árvore da Vida.

Cada esfera está ligada a uma planta que possui uma energia própria. Todas as energias correspondentes a essas esferas estão em nós. Cabe-nos a nós, com a ajuda dos seres de luz, saber tirar o máximo delas, a fim de fazer da nossa vida um refúgio de paz.

Eis os nove coros angélicos com as suas esferas ou fontes:

Os Serafins evoluem em Kether
Os Querubins evoluem em Hochmah
Os Tronos evoluem em Binah
As Dominações evoluem em Hesed
As Virtudes evoluem em Geburah
As Potestades evoluem em Tiphereth
As Principados evoluem em Netzah
Os Arcanjos evoluem em Hod

Os Anjos evoluem em Yesod

Para conhecer o nome do seu anjo, é importante saber bem a sua data de nascimento, hora e local de nascimento. No entanto, é preciso ter cuidado com a mudança de horas de verão e inverno, pois isso poderá induzir em erro facilmente.

Atualmente, vivemos numa época em que a ciência tenta explicar tudo de forma racional, e a ideia de comunicar com os anjos pode fazer sorrir. Contudo, é preciso saber que é nos momentos mais difíceis que podemos contar com o apoio deles.

Tudo isto é uma questão de fé, e eu lembro-me bem de uma mensagem que o meu anjo me transmitiu, na qual me dizia que nem uma sombra de dúvida era possível. Os anjos não conhecem a negação. Portanto, é impossível receber uma mensagem angélica com uma negação.

Naturalmente, a dúvida pode surgir, e aqui está o relato alegórico de um encontro entre um homem e o seu Anjo da Guarda:

"Durante toda a sua vida, um homem foi assistido pelo seu Anjo e teve várias provas disso ao caminhar numa praia. De facto, nesse momento, a presença do seu anjo materializava-se numa série de pegadas na areia, paralelamente às suas.
Após a sua morte, ele encontrou-se com o seu Anjo e fez-lhe duras críticas:

- Nos momentos mais difíceis da minha vida, tu abandonaste-me, como todos. Aliás, nesses momentos, eu não via as tuas pegadas ao meu lado, enquanto eu caminhava na areia.
- Enganas-te - respondeu-lhe o Anjo. Nesses momentos, eu carregava-te nos meus braços para te poupar aos golpes mais

duros, e eram minhas as pegadas que vias na areia, e não as tuas."

É necessário expulsar toda a dúvida da nossa mente e não hesitar em chamar os nossos fiéis companheiros que só nos querem ajudar.

Uma vez que compreendermos bem o que representam todas essas energias, devemos aceitar que o que está dentro de nós é projetado para o exterior. Sem querer, convencemos os outros do que pensamos sobre nós próprios, e os outros irão agir connosco como lhes pedirmos. Para melhor compreender este mecanismo, é útil conhecer o efeito espelho.

CAPÍTULO 7
O EFEITO ESPELHO

Fala-se de efeito espelho quando a pessoa à minha frente age de uma maneira que me remete para a minha própria realidade. E assim, inconscientemente, vamos gerar um pensamento acompanhado de uma emoção, sendo que a emoção prova que essa pessoa me está a mostrar quem eu sou. Essa realidade pode ser positiva ou negativa e, portanto, a emoção que expresso subtilmente será positiva ou negativa. A pessoa vai apenas projetar essa realidade ao adotar uma postura que nos poderá alegrar ou irritar.

No entanto, a emoção negativa estimulada pela minha alma deve acordar-me e dizer-me para formalizar e aceitar que eu carrego essa crença no meu inconsciente e que preciso de a libertar por transmutação celular. Dessa forma, o universo já não me enviará mais pessoas que me mostrem isso, para que eu possa libertar-me e voltar ao equilíbrio. Se, infelizmente, eu não transmutar, essa crença será mostrada cada vez mais frequentemente. Tornar-se-á repetitivo e cada vez mais doloroso. As almas dos outros lêem a minha alma e as pessoas, inconscientemente, vão comportar-se dessa forma comigo. Irão mostrar-me, cada vez mais frequentemente, a minha crença, e a emoção surgirá cada vez mais, fazendo-me mal. Se eu não me libertar disso, será o meu corpo a reagir.

Posso ter um comportamento inconsciente que me atrai mais para uma pessoa do que para outra, porque ela partilha as mesmas crenças que eu, e ela mostrar-mas-á.

Podemos ser atraídos por uma pessoa porque ela partilha as mesmas crenças que nós, tanto boas como más, pois funcionamos como um reflexo.

Num casal, vamos ficar felizes ao ver todas as boas frequências que um tem, porque elas são boas e equilibradas, tal como as do outro. No entanto, com o tempo, ambos vão começar a mostrar as suas frequências negativas, as suas crenças limitantes, e as feridas na alma começam a aparecer. Essas irão tornar-se cada vez mais frequentes e cada vez mais dolorosas. É importante reagir o mais rápido possível, falar, comunicar, formalizar as crenças, acompanhadas das emoções que um e outro entre si trocam, a fim de se libertarem através da transmutação celular. Caso contrário, com o tempo, isso irá causar muita dor. É essencial trabalhar as suas feridas que, se não forem tratadas, elas podem criar situações conflituosas e terrivelmente difíceis, com medos, lágrimas, ciúmes, rancores, violência verbal ou física e, evidentemente, doenças.

Cada situação vivida, assim como as emoções que a acompanham, são o efeito de uma causa, de uma ferida que reside dentro de nós mesmos. O efeito espelho condiciona a nossa vida, as nossas crenças, mas também as nossas relações com os outros. Sempre que estamos numa situação ou frente a uma pessoa que nos irrita ou nos enfurece, temos de aceitar que o problema não está no outro. O problema vem de nós, pois temos demasiada tendência a querer pôr a culpa nos outros.

Tudo vem de nós e o efeito espelho aplica-se ao quotidiano. Quando sentimos raiva, injustiça, irritação, em vez de reagirmos instantaneamente, devemos dar um tempo, fazer uma pausa e perguntar-nos: por que é que estou a reagir assim em relação a esta situação e por que estou com raiva? Este é um exemplo. É preciso dedicar um tempo a analisar bem a situação e as emoções. Por que é que esta pessoa me irrita?

Se estou zangada ou irritada pelo comportamento de uma pessoa, o que é que essa pessoa me está a mostrar?

Se essa pessoa não concorda com o meu ponto de vista, será que não tenho simplesmente a crença de que não gosto de ser contrariada? Que tenho também crenças limitantes que me fazem acreditar que não se pode ter ideias diferentes ou outra forma de ver as coisas? Que tudo tem de acontecer como eu quero? Temos a tendência de julgar e criticar os outros porque não pensam como nós ou porque têm atitudes diferentes das nossas. Se uma pessoa que ri muito e tem uma atitude um pouco "louca" nos irrita, em vez de a julgar, devemos perguntar-nos: o que é que esta pessoa me está a mostrar? O que é que existe em mim para que eu reaja assim ao seu comportamento?

Ela pode estar apenas a mostrar-me que eu tenho a crença de que me falta um pouco de alegria para agradar ao meu pai, à minha mãe, ou que me falta leveza devido à educação demasiado rígida que recebi na infância. Esta pessoa pode estar a agir desta forma, e talvez de modo um pouco exagerado, só para que isso ressoe dentro de mim.

Podemos igualmente ficar irritados com uma pessoa que está muito à vontade, que fala demasiado e ocupa muito espaço. Em vez de a criticar, de a ver como alguém egocêntrico, ela provavelmente está apenas ali para nos mostrar que nos falta confiança. Esse sentimento de raiva, irritação, ciúmes, devolve-nos algo que está bem fundo em nós e que precisa de ser curado.

Se me sinto sozinha, rejeitada, se as pessoas se afastam de mim, devo perguntar-me: por que é que as pessoas não se interessam por mim?

Será que não dou aos outros vontade de se aproximarem de mim, de conversarem comigo, porque não tenho nada a dizer?
Ou será que a minha conversa não é interessante?
Talvez eu também não me interesse o suficiente por eles?

Certamente que tenho uma crença ligada a isso, colocada no meu inconsciente pelos genes das minhas linhagens parentais ou, no meu consciente, pela minha educação.

No consultório, eu e o Claude, ao longo de várias décadas, estudámos imensos casos desesperados, como pessoas desorientadas por acontecimentos repetitivos, limitantes, que marcaram as suas vidas. No final, conseguimos verificar a sua libertação através da transmutação das memórias celulares. Este processo passa obrigatoriamente pela compreensão do espelho, pela aceitação do efeito espelho, pela formalização das crenças limitantes e, por fim, pela transmutação das memórias celulares correspondentes.

Temos centenas de exemplos que poderíamos citar neste livro, de caminhos de vida caóticos e difíceis que foram transformados em vidas harmoniosas, libertas do peso das memórias limitantes. Estas histórias, sem dúvida inspiradoras, poderiam por si só dar origem a um livro especificamente sobre esse tema. Por motivos de confidencialidade, que prezamos no nosso consultório, os nomes das pessoas, bem como locais e épocas, foram alterados.

Vamos a isto! Sinto que o universo me chama, o meu guia também, como se devesse incluir pelo menos um exemplo neste livro. Sendo a confidencialidade importante, compreendem que não posso revelar o caso exactamente tal como aconteceu.

Um dia, por volta do ano de 2010, 'Martine' chegou ao consultório. Ela é uma artista-pintora excepcional. É fácil notar a diferença entre o pintor e o artista. Ela tem um traço notável de perfeição nos seus desenhos, e o seu toque de pincel nas suas pinturas é rápido e divino, acompanhado de uma precisão nas luzes. A expressão de vida é imediatamente visível, e podemos ler as emoções que a artista quer transmitir, bem como as suas próprias emoções no momento da criação da obra.

Nos seus *vernissages*, na pré-estreia das suas exposições, as suas obras vendem muito bem, o que lhe proporciona uma vida condigna. Ela aproveita esses eventos para afixar cartazes onde explica os vários cursos que propõe, como desenho, arte plástica e pintura. É aqui que as coisas começam a complicar-se. De facto, algumas pessoas inscrevem-se, aparecem para uma ou duas sessões e raramente para uma terceira.

Ela telefonava-lhes, e as respostas eram por vezes violentas. Ela sentia a exasperação na atitude deles e até, por vezes, as pessoas nem lhe atendiam o telefone. Ela não compreendia, sentia-se infeliz, desamparada, pois gostaria tanto de transmitir a SUA arte, a SUA paixão, o SEU know-how.

Nós rapidamente compreendemos isto e, depois de lhe colocarmos questões sobre o que as pessoas lhe estavam a mostrar no seu espelho, ajudados pelas energias, visitámos a sua infância, a sua adolescência, e tudo era excessivamente claro.

Ela tinha tido uma educação parental muito rígida, com um perfeccionismo levado ao extremo. Mas não só a educação dos pais, também a escolar, pois frequentou instituições híper rigorosas. Com o sucesso desses cursos, o seu ego tornou-se hiper poderoso. Para ela, a rigidez, o perfeccionismo e o controlo permanente eram garantias de sucesso, a tal ponto que os seus namorados, sempre, a deixavam rapidamente. Os seus dois casamentos fracassaram. Ela achava que os maridos a tinham deixado para viver com mulheres mais bonitas do que ela, embora ela fosse realmente muito bela. Cada divórcio terminou com graves críticas contra si.

Finalmente, ela aceitou, sim, aceitou, após várias sessões, durante as quais o seu ego tentava recuperar o poder sobre o seu ser e a impedia de avançar no seu processo de libertação, que viver com tanto rigor é insuportável, que viver no controlo é insuportável, que viver no amor só por si mesma é puro narcisismo, e que isso é, também, insuportável para os outros, da mesma forma como os outros devolverem-lhe violência, é desesperante e insuportável. Ela aceitou que carregava essas crenças e que era necessário finalmente libertá-las, e libertá-la das emoções associadas a isso. Claro que este vazio deixado pela expulsão das suas crenças foi preenchido por energias equilibradas, pelo respeito pelo outro, a fim de compreender as expectativas do outro e já não apenas as suas, de se reconectar ao amor pelos outros e não apenas ao amor por si mesma, bem como no transmitir da paixão, já não da SUA paixão.

Dali a dez dias, Martine tinha um *vernissage* de três dias em Besançon. O Claude e eu fomos ver esta exposição, e decidimos passar uma hora com ela. Ao chegarmos, ela expressou imediatamente a sua gratidão, as suas pinturas estavam a vender bem, as inscrições nos cursos eram também numerosas.

Estava radiante e entusiástica, então não pude deixar de a alertar para o ego, pois ele iria querer retomar o poder. Ela respondeu: "Sim, estou a desfrutar e mantenho-me na humildade."

Dois meses depois, anunciou-nos com alegria por telefone que tinha alunos assíduos e extraordinários na sua criatividade. Ela adorava dar-lhes conselhos. Ora ora... No seu discurso, já não era ela que era extraordinária, mas sim os seus alunos. Tínhamos vencido, tudo graças às energias. Ela está finalmente no amor, na transmissão e na partilha, e no respeito também pelas necessidades e expectativas do outro.

A sua vida mudou, o seu florescimento torna-a atraente. Gratidão pelo universo.

Não é melhor assim? Se o fato da criatividade for apertado, as pessoas não podem crescer, desenvolver-se, nem ter prazer. É claro que se os limites do traje forem impostos, já não há criatividade. A uniformidade pode apenas servir de exemplo, e não de aplicação neste contexto, porque a uniformidade mata a criatividade.

Martine tornou-se uma guia, as suas chaves, os seus truques, as suas dicas ajudam os alunos a tornarem-se criadores de obras.

Espero que este exemplo vos tenha inspirado, eu poderia citar 100, 200, 300 casos todos diferentes, que farão, talvez, o conteúdo de um outro livro.

Existe a lei da atração, o efeito espelho para me mostrar o que não vai bem em mim, e todos os dias da nossa vida há pequenos sinais, painéis indicadores no nosso caminho para nos enviar pequenas mensagens.

CAPÍTULO 8
O UNIVERSO MOSTRA-ME

É importante estar atento a todos os sinais; eles estão continuamente presentes, em todos os dias da nossa vida. É igualmente importante desenvolver a nossa intuição. Através da meditação e do nosso alinhamento, o desenvolvimento da clarividência, da clariaudiência e da percepção clara será muito útil, pois o nosso lado racional vai sempre tentar fazer-nos acreditar no inverso. Não há acaso na vida. O universo envia-nos sinais diariamente que devemos decifrar e isso pode, às vezes, parecer um verdadeiro percurso de obstáculos para captar corretamente a mensagem que o ele nos envia. A primeira etapa consiste, primeiro, em ganhar consciência de que o universo está a tentar fazer-nos entender algo. Pode ser que, no início, isso não pareça muito claro, enquanto para outros pode parecer perfeitamente audível. Podemos sempre olhar de forma crítica sobre esse assunto e dizer que tudo isso não passa de coincidência.

Mas o universo vai colocar-se em ação e persistir no envio de mensagens, sempre mais repetitivas e insistentes, até que, a determinado momento, não tenhamos mais escolha senão aceitar que esses sinais estão realmente lá para nós. No entanto, isso pode materializar-se sob várias formas.

Não devemos precipitar ou forçar as coisas. Devemos deixar fluir e aceitar os sinais conforme eles aparecem. Pode ser, por exemplo, que os nossos sonhos nos queiram comunicar algo, e isso seria uma comunicação subtil dos nossos guias, do universo ou do nosso inconsciente. Na maioria das vezes não nos recordamos ou lembramo-nos apenas parcialmente dos nossos sonhos. No entanto, se ao acordar, nos vem à mente um sonho, é importante escrevê-lo imediatamente, caso contrário ele desaparecerá, pois certamente é uma mensagem e devemos dedicar-nos a entender o seu significado.

É também importante notar o estado emocional em que nos encontramos pela manhã ao acordar e estabelecer o paralelo com o sonho. Claro que não é nada fácil interpretar os nossos sonhos, e o melhor será contactar um terapeuta que saiba perfeitamente explicá-los.

Pode igualmente acontecer que os sinais venham de números. Todos já ouviram falar das coincidências numéricas. Isso não é uma lenda. O universo usa todos os meios para chamar a nossa atenção. Certa manhã, o Claude disse-me: "A verdade está no 3-6-9". Na altura, não percebemos nada da mensagem, mas desde então fizemos as nossas pesquisas e hoje compreendemos perfeitamente o que significam e as energias que transmitem. O objetivo aqui não é explicar em detalhe o significado das coincidências numéricas e a energia dos números, pois existem muitas explicações que podem ser encontradas com especialistas em numerologia. Quero apenas que tenham consciência de que os sinais estão por toda a parte à nossa volta, cabe-nos a nós perceber e decifrá-los.

O universo também se pode manifestar através da televisão. Seja ela que se liga sozinha, ou através de um discurso que está a passar numa emissão, onde recebemos uma resposta a uma questão da nossa vida que colocámos no dia anterior. Isso também poderá ocorrer através de uma canção que ouvimos de forma inesperada que volta a tocar repetidamente, e da qual conseguimos decifrar uma mensagem relacionada connosco. Pode igualmente acontecer que ocorram eventos físicos ou materiais repetitivos. Todos nós batemos com o cotovelo ou o joelho, perdemos frequentemente alguma coisa, como as chaves, ou então, tudo nos escorrega das mãos e deixamos cair tudo várias vezes seguidas. Todos esses são pequenos sinais que podem, de início, parecer irrelevantes mas têm um significado muito preciso e certamente importante.

Pode também acontecer que estejamos a pensar numa pessoa e, momentos depois, essa pessoa nos liga ou envia uma mensagem. Isso é apenas para nos mostrar que estamos no caminho certo. Devemos continuar a confiar e a avançar, pois estamos na boa direção.

Os animais também podem ser portadores de mensagens:

Um bando de pássaros é um sinal de viagem.
Uma borboleta é o sinal de que um ente querido está de passagem.
Há também a coruja, o lobo, o corvo, e assim por diante…
Podemos ver os animais na fisicamente ou várias vezes em imagem, mas quando há repetição, devemos parar e refletir sobre esses fatos. Ao observarmos os animais, podemos compreender melhor a energia que nos rodeia e a mensagem que o universo nos quer transmitir através deles.
O corvo é frequentemente um sinal de mau presságio, mas ver um corvo significa que estamos prontos para deixar algo para trás e que algo novo está a caminho, como um renascimento.
A joaninha é muitas vezes considerada um sinal de boa sorte e significa que as coisas estão a mudar a nosso favor.
A borboleta é um sinal que nos revela que devemos libertar-nos de algo ou mudar, para que possamos evoluir.
A aranha mostra uma conexão com o mundo espiritual.
A coruja indica que devemos prestar atenção à nossa intuição, que nos está a guiar na direção certa.

Aqui estão os significados de alguns animais, mas cada animal tem o seu próprio significado.

Para os ameríndios, o comportamento dos animais está intimamente ligado ao potencial humano. Alguns estão mais em ressonância connosco do que outros. Mas, por vezes, há encontros aleatórios, pois o universo envia-nos pessoas para nos ajudar no nosso caminho. Elas estão connosco por um tempo, e de repente desaparecem.

Na realidade, essas pessoas tinham apenas de estar lá, num momento específico da nossa existência por uma razão concreta, e depois desaparecer, pois já cumpriram a sua missão.

Nem sempre é fácil ouvir a nossa voz interior, já que as rotinas da vida frequentemente nos impedem de estar atentos à nossa intuição. Sistematicamente sobrecarregados pela vida diária, pelas obrigações, e pelos problemas do dia-a-dia, é difícil deixar ir e colocar o nosso raciocínio de lado. E é aí que o universo vem em nosso auxílio e nos envia sinais. Quanto mais atentos e abertos estivermos para receber os sinais, mais desenvolveremos a nossa capacidade extrassensorial.

O universo pôs-se em movimento para nos ajudar, para nos tirar da confusão, e se, apesar de todo o seu esforço, não conseguirmos entender, o nosso corpo, por sua vez, fará o seu trabalho e desencadeará patologias.

CAPÍTULO 9 A MALEITA

Convido-vos a ganhar consciência, tal como eu fiz, de que o mal-estar ou a doença que sinto provêm das minhas formas de pensamento e das minhas emoções. É a partir deste momento que posso decidir quais os meios a utilizar para me curar.

Pode ser uma abordagem puramente médica ou então um método mais suave como a acupuntura, um tratamento energético, uma massagem, óleos essenciais, musicoterapia ou até o uso de frequências sagradas. Explicarei noutro capítulo como utilizar esses diferentes métodos. Posso, igualmente, mudar a forma como me alimento, como vivo, como respeito o meu corpo, este maravilhoso veículo da vida, mas também ter uma nova visão sobre o mundo e sobre mim mesmo.

Na verdade, a doença instala-se no nosso corpo principalmente devido a emoções mal geridas. Devemos encarar toda a doença como um presente da vida, que nos permite fazer uma pausa e realizar uma introspecção, questionando-nos internamente.

O que se passa? O que não vai bem na minha vida? O que é que preciso resolver?

O essencial é aceitar esta doença e não lutar contra ela. Devemos dizer-lhe: "Ok, estás aqui, vamos caminhar juntos durante um troço do caminho". Digo uma parte do caminho, porque a dado momento ela terá de me deixar. "Agradeço por teres passado um tempo comigo, o que me permitiu compreender melhor, analisar-me e aceitar ver o que estava enterrado em mim e que eu não queria ver: os maus pensamentos provenientes de crenças que não me pertencem e que geram emoções descontroladas e prejudiciais. Agora, libertar-me-ei disso."

De nada serve reprimir as emoções e dizer: "Sou forte, está tudo bem" ou, conforme a educação recebida, acreditar que não devemos mostrar as nossas emoções, ou porque sou um homem e um homem não chora, as emoções mal geridas ou reprimidas acabarão, inevitavelmente, por se traduzir em mal-estar ou doença.

Por exemplo, as raivas atacam o fígado e, infelizmente, posso desenvolver uma cirrose sem nunca ter bebido uma gota de álcool. O medo pode gerar problemas nos rins e assim por diante. Não entrarei em detalhes, pois a lista é longa e talvez seja, novamente, o tema de outro livro.

É importante compreender que cada emoção tem um impacto num órgão e, este órgão, ao ser constantemente solicitado, acaba por adoecer. Assim, é essencial manter um bom nível de defesa imunológica para não adoecer logo à primeira agressão. Isso vai permitir-nos resistir, ganhar algum tempo para compreender, formalizar o que estamos a carregar, preparar e aceitar a mudança, a nossa própria mudança, aceitando que o mal começa pelas nossas reações e emoções face aos acontecimentos.

Ao longo de todos estes anos de prática, dei-me conta de que podemos usar todos os tipos de métodos: acupuntura, reiki, massagens, cromoterapia, etc., para melhorar, mas se não fizermos um trabalho profundo sobre as emoções ligadas a acontecimentos negativos e repetitivos, a doença ou o mal-estar vão voltar à superfície ou desencadear-se de outra forma.

Claro que toda a gente pode sentir raiva, ter medos ou outras emoções, portanto, todos deveríamos estar doentes. Mas, também aqui, o ser humano é tão complexo que cada pessoa vai reagir de maneira diferente e vai gerir os seus medos e as suas raivas de maneira distinta, dependendo da sua própria vivência, das suas memórias, mas também do que tem para viver ou compreender.

Quando dois filhos que vivem na mesma família, com os mesmos pais e enfrentam os mesmos problemas, é importante notar que cada criança vai reagir de maneira diferente à mesma situação.

Para um, não haverá impacto relativamente a um acontecimento específico, mas o outro poderá ficar traumatizado. Não podemos, portanto, generalizar, mas devemos saber que, a partir do momento em que há mal-estar ou doença, é imperativo levantar a tampa e ver o que se esconde dentro da panela. Porque antes de o corpo físico ser atacado, é o corpo etérico que é tocado.

Mergulhar no mais profundo do nosso ser e analisar todas as nossas raivas, os nossos medos... Por que tenho toda esta raiva? Este ódio, este rancor contra esta pessoa? O que é que isto me mostra? O que é que eu não aceito? O que me falta compreender?

Porque, com tudo isto, eu sofro, faço-me mal e, mais uma vez, torturo-me, autoflagelo-me. Todas estas emoções não servem para nada e não vão, de forma alguma, melhorar a minha vida. Portanto, eu devo libertar-me delas, a não ser que seja masoquista e goste de sofrer.

Enquanto permanecer neste estado de espírito negativo e continuar a colocar todas as minhas emoções nos outros, não posso avançar, pensar no meu futuro e ter um amanhã sereno com muitos projetos. Então, eu devo aceitar que o que universo e os acontecimentos me mostram é o meu espelho. Oh espelho, espelho meu, mostra-me! E depois aceitar que é assim e que não posso mudar nada, isso aconteceu, porque certamente havia algo que eu tinha de compreender. Então, compreender o que tenho de compreender relativamente a esta situação, libertar-me desta memória e libertar-me de todas as emoções ligadas a este acontecimento ou situação.

Dizem que não podemos mudar o mundo. Sim podemos, mas devemos primeiro começar por nos mudar a nós próprios, e só então é que vamos mudar o mundo à nossa volta.

A raiva, o ódio, os rancores, todas estas energias negativas não servem para nada, pelo contrário, só tornam o nosso quotidiano mais negro e põem-nos doentes. Somos nós que fazemos da nossa vida um inferno ou um paraíso. Eu já escolhi, prefiro o Paraíso. Por isso, decidi ver apenas o lado positivo das coisas.

Porque em cada situação, mesmo que pareça negativa, há sempre um lado positivo. Porque se há sombra, é porque há luz, o sol está lá algures.

Portanto, se eu experiencio uma situação em que sinto a raiva a subir dentro de mim, por exemplo, devo perguntar-me: porquê? E nunca perguntar "por que é que a pessoa age assim comigo", mas sim "o que é que o universo me está a mostrar que eu carrego no meu inconsciente?"

Caso contrário, a situação não me serviu para nada, apenas me fez mal e me fez sofrer, e então, ao ver o acontecimento de uma perspectiva positiva para mim, transformo essa má energia numa boa energia de paz e amor.

Todos devemos ter este hábito de vida, porque é realmente um hábito de vida quotidiana e, se fizerem isto todos os dias, verão muito rapidamente mudanças e o mundo à vossa volta também irá mudar. Atraímos aquilo que emanamos, então, depende de vocês verem o que desejam, no mais profundo de vós mesmos, na vossa vida.

O nosso corpo não se limita apenas à densidade do corpo físico. Existem à nossa volta outros corpos. Estes corpos são subtis mas, no entanto, podemos aperceber-nos perfeitamente das suas energias com um pouco de experiência.

Primeiro, logo após o nosso corpo físico, temos o corpo etérico. Ele envolve completamente o nosso corpo físico e tem cerca de sete centímetros de espessura. É de cor luminosa, variando algumas vezes de um branco leitoso brilhante para um branco claro e luminoso. Ele absorve todas as energias e transmite-as ao corpo físico, tanto as boas como as más. Ele é realmente o duplo do nosso corpo físico.

Depois, temos o corpo emocional, que envolve o corpo etérico e, como o nome indica, ele gere, contém e agrupa todas as emoções vividas, as boas, mas também todas as más, criadas pelos medos, pelas raivas, pelos rancores, pelas lágrimas interiores, emoções de ciúmes, de não-partilha, emoções de poder egótico, de tristeza, de isolamento, de separação. E se, infelizmente, estas emoções negativas são excitadas, muitas vezes elas vão crescer em energia e acabarão por afetar o corpo etérico, que tomará essa energia e a transmitirá ao corpo físico. E este último, infelizmente, acabará por desencadear uma patologia. É a maleita ou "mal-dito", a doença (trocadilho em francês: *"mal a dit", maladie*). O nosso corpo emocional também mudará de cor dependendo das emoções sentidas.

Mais adiante, há o corpo mental ou espiritual. Ele envolve completamente o corpo emocional e gere os pensamentos, influenciando os nossos atos. Estes pensamentos, bons ou maus, representam-se sob formas geométricas perfeitas ou muito feias, dependendo de serem bons ou maus. Se os pensamentos maus forem estimulados constantemente, essas formas vão acabar por afetar o corpo emocional, que desenvolve uma energia ampliada sobre as emoções ligadas aos pensamentos que, por sua vez, afetarão o corpo etérico, que irá gerar o mal físico.

Por fim, temos o corpo astral ou causal, que envolve completamente o corpo mental. Ele é a biblioteca de todas as nossas experiências. É a memória de todos os nossos actos, de todas as nossas palavras, de toda a nossa vida e de todas as nossas vidas. Ele é de cor branca.

Todas estas memórias podem perturbar-nos e, se não forem tidas em consideração, podem desencadear doenças. O corpo pode também reagir de outra forma, usando outro meio para nos fazer entender um mal-estar, através do nosso esqueleto.

9.1 O deslocamento das vértebras

A coluna vertebral é o nosso suporte, e cada vértebra tem uma função específica, estando em correspondência com um órgão concreto. O cérebro envia impulsos através da espinal medula e dos nervos espinais para que cada célula receba a informação necessária.

Quando uma vértebra se desloca, o nervo é comprimido e torna-se um obstáculo para que a mensagem chegue ao destino. Isto pode, em alguns casos, transformar-se numa hérnia discal.

Cada vértebra está ligada a um órgão, mas cada vértebra está também ligada a crenças.

Se uma vértebra se desloca, não é um sinal do acaso, ou porque fizemos uma má manipulação, ou simplesmente em resultado de ficar demasiado tempo à frente de um computador, carregar peso excessivo ou ter um colchão em mau estado.

A vértebra que se desloca irá causar distúrbios físicos, como dores nas costas, constipações, dores nos braços, dedos com parestesias, tonturas, etc. Esta vértebra deslocada está ali apenas para me fazer compreender que há uma crença, uma memória limitante importante que precisa de ser trabalhada e expulsa.

Por exemplo, se armazenámos medos durante a infância e não temos memória deles, estes ficam enterrados no nosso inconsciente. Durante a nossa vida, vamos reviver situações semelhantes que vão despertar esses medos escondidos no mais profundo do nosso ser e, se essas situações se repetem, o corpo vai carregar essas partes emocionais e vai aumentar o sofrimento.

Vamos então acumular uma carga emocional ligada a acontecimentos, e se estas emoções com as crenças correspondentes não forem eliminadas, o corpo irá emitir um sinal de alerta, deslocando as vértebras.

Como é que isto vai acontecer? O processo é bastante mágico. Muitas vezes, para que a vértebra se mova, é necessário criar espaço. Para tal, o meu corpo precisa ajustar ligeiramente o centro de gravidade, desequilibrando a minha bacia, para a direita ou para a esquerda, sendo que o meu inconsciente irá escolher com base nas minhas crenças limitantes. Ele escolherá, para isso, fazer com que o meu fémur (direito ou esqurdo) saia ligeiramente do seu lugar na região ilíaca. Assim, a vértebra correspondente à minha crença limitante irá deslocar-se. E pronto! A dor nas costas está instalada, e normalmente diz-se que ela é funcional, derivada obviamente de uma má postura ou maus hábitos físicos.

Mas por que razão essa vértebra e não outra? Ou por que razão estas duas e não outras?

Cada vértebra está ligada a um ou mais órgãos do corpo. O seu deslocamento pode, a longo prazo, causar problemas no órgão correspondente.

Vamos tomar um exemplo:
A pessoa deslocou a vértebra dorsal 6 (D6), que está ligada ao estômago e ao pâncreas. Esta pessoa começará a ter problemas de digestão, úlceras no estômago, e poderá também vir a desenvolver diabetes. Quais são as crenças ligadas à vértebra D6? As suas crenças limitantes, armazenadas nas memórias celulares, podem ser as seguintes: crença de que se deve calar quando alguém atenta à sua integridade, que deve engolir tudo;

crença de que deve alimentar rancores profundos; crença de que, para esquecer tudo isso, se deve perder em vícios, como o desporto excessivo, o álcool, a bulimia, etc.

Em primeiro lugar, é importante reposicionar o fémur, equilibrar a bacia e, finalmente, colocar as diferentes vértebras no seu lugar.

Agora, será fundamental transmutar as crenças relacionadas com essas vértebras, porque se não o fizermos o corpo voltará a reagir, deslocando as vértebras até que compreendamos a mensagem.

Uma vez que a crença tenha sido bem integrada e transmutada, a vértebra em questão não deverá voltar a deslocar-se. Se ela não se mover mais, isso significa que a crença foi adequadamente assimilada e expulsa das nossas células. É aconselhável, claro, consultar um bom osteopata ou profissional de quiropatia. No nosso caso, utilizamos o método Dorn, que o Claude aprendeu na Suíça, e que é uma abordagem suave e manual que leva em consideração o corpo como um todo.

A terapia Dorn remonta a Dieter Dorn, que desenvolveu o método em 1975. Para uma breve história, o ponto de partida foi uma dor lombar de que padecia um agricultor e proprietário de uma serração em Lautrach, na região da Alta Baviera. Ele procurou um velho agricultor da aldeia vizinha, que o aliviou da dor através de um tratamento simples e manual. Dorn aprendeu a técnica e começou a aplicá-la no seu círculo de conhecidos.

Em meados da década de 1980, o ortopedista e cirurgião Thomas Hansen conheceu Dieter Dorn e incentivou-o a organizar seminários de formação para permitir que outras pessoas pudessem praticar o seu método.

O objetivo da terapia Dorn é endireitar o corpo de baixo para cima. A parte inferior do corpo, ou seja os pés, representa a base, o enraizamento. É, portanto, importante que a base seja sólida e bem equilibrada, porque sem isso, o resto do corpo não será equilibrado e procurará o seu centro de gravidade, deslocando as vértebras.

É fundamental começar pelos pés, depois verificar o comprimento das pernas, o alinhamento da bacia e, em seguida, verificar a coluna vertebral até às cervicais, terminando pelo Atlas.

Mesmo se a pessoa se queixar de dores nas costas ao nível das vértebras dorsais, a sessão deve sempre começar pela base. O paciente participa ativamente no tratamento, fazendo movimentos com os braços ou pernas, enquanto o profissional utiliza o polegar para aplicar pressão, pedindo à pessoa para expirar profundamente, de forma a facilitar o processo. A cooperação entre o paciente e o terapeuta desempenha um papel crucial na eficácia do tratamento.

Ao trabalhar no nosso corpo físico e, paralelamente, realizar um trabalho de introspeção, é aconselhável colocarmo-nos em estados de calma, relaxamento e bem-estar, utilizando energias vibratórias que estão em ressonância com as nossas células. Refiro-me aos sons.

9.2 A música - Os sons e os seus efeitos terapêuticos

Nós vibramos com uma taxa vibratória, e quanto mais elevada for essa taxa, mais saudável é o nosso estado físico. Podemos calcular essa taxa utilizando a escala de Bovis. Infelizmente, devido ao ambiente frequentemente prejudicial, esta taxa tem vindo a diminuir. Podemos, no entanto, reequilibrá-la com diferentes ferramentas sagradas, sendo os sons uma delas, uma vez que são bastante fáceis de utilizar. Assim, é aconselhável reequilibrar o nosso corpo ouvindo frequências denominadas de cura.

Consoante o tipo de música que ouvimos, ela irá acalmar-nos, relaxar-nos, descontrair-nos ou, pelo contrário, poderá estimular-nos, dando-nos energia e coragem, impulsionando-nos e podendo também gerar um sentimento de poder. Fazer música ou ouvir música favorece a produção de hormonas associadas ao prazer e ao bem-estar. A música tem um efeito calmante. Diz-se que a música suaviza os ânimos.

A música suave diminui o ritmo cardíaco e faz baixar a tensão arterial. Ao ouvir música suave, preenchemos o nosso cérebro com dopamina, que é a hormona da felicidade que regula as emoções negativas e nos torna mais felizes. Ela permite ter a sensação de vazio mental e, consequentemente, faz-nos sentir bem. Dependendo da música que escutarmos, condicionamos o nosso estado de espírito. Assim, consoante a música que ouvirmos, ela vai evocar em nós recordações e momentos agradáveis vividos no passado.

Pode afirmar-se atualmente que a música tem uma relação terapêutica com o nosso metabolismo em geral, podendo aliviar problemas tanto psicológicos como físicos. O sector médico também utiliza a música para ajudar as pessoas a superar mais facilmente as dores, aliviando o sofrimento. A música é ideal para os tratamentos menos agradáveis. A isto chama-se musicoterapia (uma forma de terapia que utiliza a música para tratar).

A música suave faz diminuir o nosso nível de cortisol, que atua como um anti-stress.
O cortisol é uma hormona segregada pela glândula suprarrenal. Esta é conhecida por ser uma hormona do stress físico e/ou emocional.
Quando o nosso nível de cortisol está demasiado elevado, tendemos a ficar irritados, cansados e constantemente stressados. A nossa saúde mental também é afetada, pois o stress provoca a morte das células cerebrais, estimulando-as ao extremo e impedindo a produção de novas células.
Stéphanie Khalfa, investigadora em neurologia, conseguiu verificar durante uma experiência que a música suave tem efeito anti-stress durante seis horas. Ao escutar Vangelis ou Enya, o nível de cortisol diminuiu.

A música tem uma enorme influência no nosso estado comportamental. Emmanuel Bigand, professor de psicologia cognitiva, fala mesmo do efeito Woodstock.

"A música pode colocar uma multidão inteira em sintonia emocional. Este poder confere-lhe uma força de coesão social essencial na maioria das culturas do mundo".

Estes fenómenos podem ser observados durante os Jogos Olímpicos, quando cada nação canta o seu hino nacional ou quando os neozelandeses entoam o haka. A música une os homens sob a mesma bandeira, o mesmo estandarte, a mesma pátria.

Outra música pode ter o efeito completamente oposto. De facto, músicas como a techno ou o chamado metal tendem a impor um ritmo elevado, o que aumenta consideravelmente o nível da hormona do stress.

A música tem, portanto, a capacidade de modular a concentração da hormona do stress consoante o seu ritmo.

É isso que podemos observar em filmes como "O Tubarão" ou em filmes de terror, onde a música é muito rápida e rítmica. As pessoas irão sentir o seu nível de dopamina aumentar, o que intensifica o medo ou a violência.

Ainda assim, o aumento do nível de cortisol também pode ter um impacto positivo, nomeadamente nos atletas. De facto, a hormona do stress prepara os músculos para realizar um esforço curto e intenso. Ou como naquela história em que um pai, ao ver o seu filho preso debaixo de um carro, é submetido a um imenso stress. O seu nível de cortisol aumentou de tal forma que ele teve a força para levantar o carro e libertar o seu filho. É por isso que esta hormona do stress pode potenciar as nossas performances durante um período de tempo específico.

Existe também outro estudo realizado na Universidade de Stanford que encontra na acústica uma forma de criar novos tecidos cardíacos.

Na medicina do som bioacústico ensina-se que os sons percorrem cada célula e a ciência continua a provar este antigo axioma.

O cardiologista Sean Wu, PhD, e o bioengenheiro acústico Utkan Demerci, PhD, utilizam a acústica para manipular as células cardíacas em esquemas complexos.

Uma simples alteração na frequência e na amplitude coloca as células em movimento, orientando-as para uma nova posição e mantém-nas nesse lugar.
A acústica pode criar uma forma que se assemelha ao tecido cardíaco natural.
Com o som, podem criar-se novos tecidos para substituir partes do coração danificadas. A acústica pode ser utilizada para construir outros tecidos orgânicos e vasos sanguíneos.

Os sons são utilizados para criar e harmonizar, assim como para limpar e libertar. Estes dois princípios são utilizados na ciência com geradores acústicos de alta precisão.

Os mesmos princípios podem ser aplicados em segurança pelos indivíduos utilizando sons harmónicos naturais não invasivos, como as nossas vozes e os nossos instrumentos acústicos.

O Dr. Masaru Emoto é um cientista japonês que se tornou famoso pelas suas investigações sobre a água, as suas propriedades e, especialmente, os efeitos do pensamento e das emoções sobre a água.
As amostras que foram previamente expostas a afirmações positivas, a mensagens de boas intenções, mostraram em grande parte uma bela cristalização hexagonal equilibrada.

As águas provenientes das fontes produzem também uma variedade de belas estruturas cristalinas.
As dos lagos, estagnadas e sujeitas a influências frequentemente nocivas, apresentam poucas cristalizações.

Quanto à água da torneira, ela na maioria das vezes não apresenta qualquer cristalização ou então tem formas desorganizadas e feias.

Tudo o que existe vibra com uma certa energia e, de acordo com Masaru Emoto, a cristalização da água é o espelho da organização das suas moléculas. Os cristais representam a força da vida, da natureza, a maneira como a sua energia vibra.

A ausência de cristais é sinal de que a energia foi alterada ou que a água foi sujeita a uma forte influência nociva (poluição, energias negativas).

A cristalização é uma mensagem. Um reflexo do estado da energia. Quanto mais harmoniosa e equilibrada for essa energia, mais bela será a cristalização. Tudo o que está em harmonia com a natureza manifesta-se por uma bela cristalização.

A água capta a energia transmitida por palavras, pensamentos, sons, música, grava-a e transmite-a. Ora, sabendo que o corpo é composto por 70% de água, imagine o impacto que a música pode ter no seu corpo!

A utilização das frequências não é algo recente. Desde os primórdios da humanidade, utilizam-se sons para restaurar o equilíbrio interior e a saúde.

A música permite-nos comunicar com energias transcendentais. Existem determinadas frequências que ativam zonas específicas do cérebro, que nos proporcionam uma serenidade absoluta, e são estas frequências que nos permitem aceder a uma parte do Divino.

Eis aqui algumas dessas frequências sagradas:

UT 396 Hz liberta a culpa
Ré 417 Hz facilita a mudança, a transmutação
Mi 528 Hz estimula a auto-cura
Fá 639 Hz harmoniza as relações humanas
Sol 741 Hz limpa as células das toxinas
Lá 852 Hz desenvolve a intuição
Si 963 Hz reconecta ao espiritual
E o Lá a 432 Hz mergulha-nos no amor incondicional.

É por isso que recomendamos aos adeptos da meditação que sejam acompanhados por uma música de 432 Hz.

E sabe por que é importante ter um gato em casa?
Porque, quando um gato se deita sobre si e ronrona, está a curar. O ronronar de um gato vibra entre 25 e 150 Hz. Esta gama vibratória está provada como terapêutica, com o potencial de curar certas doenças. Em todo o caso, ajuda a baixar a sua pressão arterial.
Uma forma muito simples de auto-cura, desde que não seja alérgico a gatos, claro.

Se for esse o caso, aconselho-o a investigar as suas memórias e a trabalhar a sua parte feminina.

Vou terminar este capítulo com uma citação:
"Quem conhece o segredo do som, conhece o mistério do universo inteiro."
Hazrat Inayat Khan

Neste capítulo, eu fazia alusão às emoções, dizendo que os sons podiam despertar emoções em nós. Vamos agora aprofundar um pouco mais sobre o que estas têm para nos comunicar.

CAPÍTULO 10
AS EMOÇÕES PROVAM QUE
TEMOS ALGO A COMPREENDER

A partir do momento em que sinto emoções, tenho algo a compreender. Neste capítulo, vamos falar apenas das emoções negativas, pois quando não são tratadas, podem desencadear doenças.

As emoções negativas são, por exemplo, o medo, que gera violência, a raiva, o ciúme, a rancor, o desejo doentio, o vício, mas também a tristeza, a dor, as lágrimas, ou o choro interior, as mágoas, a vergonha, a repulsa, a solidão, entre outras.

As emoções surgem em resposta a um evento ou uma situação, sem que tenhamos desejado que elas aparecessem. Elas não estão sujeitas a uma vontade de aparecer.

Uma emoção é uma reação afetiva de intensidade variável, que ocorre em resposta a um evento. As emoções informam-nos de que algo está a acontecer dentro de nós, consciente ou inconscientemente. Portanto, é importante conseguir especificar esse sentimento e também identificar as reações e comportamentos que ele provoca.

Na vida quotidiana sentimos constantemente emoções, quer sejam agradáveis ou não. A partir do momento em que identificamos a emoção, é importante identificar também as características a ela associadas.

Na nossa educação, temos uma tendência excessiva para esconder as emoções, porque mostrá-las coloca-nos numa situação de inferioridade, de fraqueza. No entanto, tudo isso não passa de crenças.

Geralmente, diz-se aos rapazes: "Não chores, não é bom; um rapaz forte não chora e não mostra as suas lágrimas."

Sentir vergonha, querer esquecer ou fingir que as emoções não existem não é uma boa solução, pois, de qualquer forma, a emoção precisa de sair e, portanto, vai reaparecer de outra maneira.

Há a emoção, mas além disso, existe o sofrimento, que pode manifestar-se sob a forma de depressão, angústia, ansiedade, sentimentos de solidão, melancolia, desespero, rejeição, abandono. Por vezes, o sofrimento é tão invasivo que nos impede de viver, de dormir, de trabalhar, levando, por vezes, ao burnout e podendo transformar-se numa doença se não for encarado com seriedade.

A emoção está relacionada com a vivência de certos acontecimentos, relações, situações ou pessoas, no presente ou no passado. Cada pessoa reage de forma diferente a uma situação específica, dependendo da sua própria vivência, mas também da sua personalidade, do seu temperamento e da sua força psíquica. É importante ter a emoção em consideração e nunca a reprimir. Se não tivermos em conta esse mal-estar, ele só irá piorar. Não basta deixar o tempo passar para esquecer a ferida.
Se o falecimento de um ente querido não for resolvido, ou seja, se não fizermos o luto, e todas as tristezas, as lágrimas internas que não foram expressas, ou até mesmo as palavras que não puderam ser ditas, o mal-estar estará sempre lá. Mesmo 10, 20, 30 anos depois, essa emoção não resolvida vai ressurgir à tona

e continuar o seu trabalho destrutivo no corpo físico, de forma silenciosa.

Não se trata de esquecer a situação ou o ocorrido colocando uma tampa sobre a dor. Muitas vezes, diz-se que é necessário esquecer o passado e seguir em frente. Mas se o passado não for resolvido, ou seja, se não nos libertarmos disso tudo pela transmutação celular, todas essas emoções ficam gravadas nas nossas células.

Quando sentimos raiva, muitas vezes é uma reação de proteção. Sentimo-nos agredidos, sendo essa uma forma de defesa. A raiva resulta de uma frustração, de um sentimento de injustiça após encontrarmos um obstáculo que não conseguimos gerir no momento. Pode também estar relacionada com uma ameaça à nossa integridade, seja física ou psicológica.

A tristeza está frequentemente associada a uma perda, seja de um ente querido, de um objeto, de um animal. Pode também manifestar-se como uma decepção, um sentimento de impotência, ou até uma insatisfação por não conseguirmos realizar algo. Podemos sentir uma queda de motivação, falta de energia ou de ânimo. Frequentemente, quando falta o ânimo, estamos em carência de ferro, ou seja, de "fazer", não estamos na ação, mas na inação. Ou então fazemos um monte de coisas, mas de forma desorganizada, sem concretizar o que realmente importa.

Quanto ao medo, ele é útil para nos alertar sobre um perigo, uma ameaça potencial ou real. Ele permite-nos antecipar, reagir, fugir ou agir em função da situação.

O medo físico é benéfico, pois ajuda a garantir a nossa segurança. Mas o medo também pode ser um obstáculo e bloquear-nos sem uma razão válida.

Por exemplo, o medo de não sermos capazes, o medo de falhar, o medo do fracasso, o medo de sermos julgados, criticados, de magoar alguém, de não sermos amados; todos esses medos nos impedem de agir. Esses medos são prejudiciais, emanam da psicose. O medo pode levar-nos a recusar uma promoção ou uma oportunidade de subir de posto, ou até de nos impedir de pedir ajuda.

A repulsa, por sua vez, corresponde a um repúdio, uma aversão física ou psicológica a um objeto ou a uma pessoa que é vista como diferente e prejudicial.

As emoções são uma fonte de energia, podem impulsionar-nos para a frente, podem ser um motor poderoso, mas também podem travar-nos, bloquear-nos e impedir-nos de avançar.

Estarmos atentos às nossas emoções, ao nosso sentir, verbalizar a intensidade da emoção desenvolve a consciência emocional e ajuda-nos a compreender-nos melhor a nós próprios e, também, a entender melhor os outros. A emoção é um indicador do que se passa dentro de nós. Identificá-la e ter em conta a informação que ela nos transmite é útil para agirmos depois.

É importante acolher a emoção, ouvir-nos a nós mesmos, distanciarmo-nos e analisarmos bem a situação, formalizar essa emoção numa crença, uma memória celular que está em nós, e finalmente livrarmo-nos dela para sempre através da transmutação celular, antes que ela nos desencadeie uma patologia.

Todos temos em nós a capacidade de compreender bem o nosso modo de funcionamento, e também de compreender as nossas reações face a eventos ou situações. É claro que é mais fácil entregar os nossos problemas aos outros ou a um terapeuta, do que tomar conta de nós próprios e tentar entender o que está a acontecer connosco. Isto é, de certa forma, uma característica humana: gostamos de ser assistidos. Mas chegou o momento de despertar. É sensato mergulharmos no nosso espaço interior e ver o que se passa lá dentro.

CAPÍTULO 11
TRABALHO PESSOAL

Antes de consultar um terapeuta, podemos de antemão realizar um trabalho pessoal. Parar, distanciarmo-nos, colocarmo-nos em perspectiva e fazer um trabalho de introspecção. Isso é muito benéfico.

É importante perguntar-se a si mesmo várias vezes para dar uma melhor direção à sua vida.

A introspecção consiste realmente em mergulhar no mais profundo de si mesmo, olhar para dentro e fazer as perguntas certas, sendo honesto consigo mesmo. Fazer esse trabalho é a chave para se reconectar com as suas emoções e com os seus verdadeiros valores.

Para isso, é preciso colocar uma série de questões relacionadas com a sua personalidade, com o seu quotidiano, e perguntar: "O que estou a fazer está em harmonia com o meu Ser? Estou alinhado com os meus pensamentos e ações? Ou será que estou a fazer isto apenas para ser amado, aceite, reconhecido... ou para não magoar os outros?"

Antes de efectuar esse trabalho de introspecção podemos fazer uma meditação, colocar-nos em modo tranquilo e realizar primeiro uma sessão de respiração. Isso permite libertar tensões e estar mais apto a mergulhar no interior de si mesmo. É importante voltar atrás e explorar o passado, indo tão longe quanto a mente o permitir.

Quais foram os acontecimentos que me marcaram? Foram dolorosos para mim? Essas experiências tiveram impacto na minha vida? Sofri de fracassos?

Se considerar o último evento negativo que ocorreu na minha vida, devo fazer um trabalho de retrocesso e ver o que aconteceu a cada sete anos. Certamente existem acontecimentos importantes que se repetiram a cada sete anos, para finalmente retornar ao primeiro incidente. Esse trabalho permite-nos voltar à origem do problema, quando este se criou.

Por exemplo, a uma pessoa de 38 anos é diagnosticada uma patologia devido a um evento desencadeador que está, infelizmente, ligado a uma situação negativa ocorrida quando tinha 3 anos. Será necessário procurar as emoções que esse acontecimento gerou quando a pessoa tinha 3 anos. Descobriremos emoções semelhantes em outros eventos aos 10, 17, 24, 31 e finalmente aos 38 anos.

Se eu faço esse trabalho de introspeção, é porque há algo na minha vida que não está bem.

Será que desencadeei uma doença? O meu trabalho já não me satisfaz? Tenho problemas relacionais com os outros?

Independentemente do problema, é preciso ir à origem, porque, uma vez que uma situação é gravada na nossa memória celular, ela permanece lá.

Este trabalho de retrocesso ajuda a trazer à tona padrões repetitivos negativos que frequentemente repetimos de forma inconsciente, mas também permite compreender melhor as emoções que podemos ter em relação a certos eventos ou atitudes. Para observar bem o que se passa, é importante analisar o caminho percorrido e isso também ajuda a entender por que razão me sinto ansioso ou stressado numa situação.

Quando ganhamos consciência dos nossos medos, podemos compreender melhor as nossas reações.

Se, por exemplo, tenho medo de fazer algo e não sei porquê, isso cria um bloqueio e impede-me de avançar. No entanto, se souber porque tenho medo — medo de falhar, de ser ridículo, de estar em perigo — posso melhorar e mudar a forma como faço as coisas.

Todo este trabalho pessoal é muito importante, pois, uma vez compreendido isso e seguidamente transmutando as emoções, termino o ciclo vicioso transgeracional e entro num ciclo virtuoso com a minha alma, o meu ser, os meus pensamentos. Isto significa que páro de transmitir as memórias celulares negativas. Se não fizer este trabalho, transmitirei essas memórias como herança aos meus filhos, que não hesitarão em mostrar-me o que não está bem em mim.

CAPÍTULO 12
PROBLEMAS NAS CRIANÇAS

Até aos 14 anos, a criança absorve todas as memórias dos seus pais e está sob a sua autoridade e, como tal, vai agir ou reagir conforme a educação que recebeu. Se a criança está mal, é porque lhe estão a impor formas de agir ou a exercer sobre si autoridade que não correspondem à sua essência, ou que ela não consegue compreender.

Quando a criança chega ao mundo, ela é pura, inocente. Não conhece o mal nem o bem. Os adultos — sejam os pais ou aqueles que fazem parte do seu percurso educativo — impõem-lhe actos, princípios, dogmas e factos que a criança, muitas vezes, poderá não compreender, pois os adultos tendem a impor as coisas sem dar explicações. Para eles, é assim que se deve fazer, no entanto, a criança precisa de entender.

Se a criança brincar com uma caixa de fósforos, não devemos simplesmente tirá-la bruscamente e repreendê-la, dizendo-lhe para não brincar com aquilo. Devemos sim, explicar-lhe que é perigoso e porquê. Se ela brinca com fósforos, é sem intenção de fazer mal, mas devemos explicar-lhe que pode queimar-se e magoar-se muito, ou até provocar um incêndio e, finalmente, perguntar-lhe o que pensa sobre isso. Devemos incentivá-la a refletir, ativando a sua parte feminina e criativa. A partir daí é ela quem decide mas, normalmente, depois de a ajudarmos a refletir, a criança compreende e ajusta o seu comportamento com base naquilo que nos expressou.

Como podemos perceber que uma criança está mal?

Regista-se frequentemente uma queda no rendimento escolar, dificuldades de concentração, problemas de sono, reclusão, agressividade, tristeza, agitação, falta de apetite, anorexia, vícios, medos, fobias...

É importante agir o quanto antes. Por vezes, a criança é demasiado pequena para falar, ou não consegue expressar a sua dor, porque não tem as palavras certas para o fazer. É por isso que existe um método simples para melhor identificar a problemática da criança: pedir-lhe para fazer um desenho.

O desenho de uma criança nunca é inocente. Através das linhas e dos rabiscos, ela revela o que não sabe ou não pode expressar com palavras.

As crianças, provavelmente desde sempre e em todo o lado, desenham espontaneamente. A criança, mesmo antes de falar, sente naturalmente a necessidade de fazer rabiscos, traços, manchas.

É uma forma de se expressar, de exteriorizar os seus sentimentos, as suas feridas, de colocar no papel tudo o que o corpo armazena e de fazer sair o que está preso. Ao desenhar, a criança cria e organiza o seu mundo. É através do desenho que a criança inscreve a sua identidade e se posiciona, ela fala sobre si.

Será útil observar atentamente a estrutura do desenho e os diferentes elementos, mesmo os pequenos e aparentemente insignificantes detalhes, incluindo aqueles que a criança considera falhados.

O conteúdo pode ser muito rico. Embora não exista um código específico para interpretar um desenho, há significados que não enganam.

O desenho não é a interpretação de um sonho, é uma realidade, uma via privilegiada para aceder ao inconsciente da criança. Podemos decifrar o desenho como se fosse um enigma, um texto a ser desvendado, e isto pode parecer relativamente fácil de decifrar e a tendência natural é interpretá-lo de forma metafórica. Mas não, é fundamental não perder de vista que os elementos representados no desenho, enquanto significados de traços simples e elementares, fazem parte de um todo e podem estar ligados a outras representações que não estão necessariamente no desenho. É crucial comunicar com a criança para poder interpretar as diferentes significações.

Frequentemente, quando um adulto nos procurava e perguntava se podíamos receber a criança no consultório pois ela estava mal, a nossa resposta era sempre afirmativa. No entanto, a criança está ali para mostrar o que não vai bem nos pais, e é ao tratar os pais que tratamos as crianças.

Claude não dizia isso diretamente aos pais, mas pedia ao adulto para estar presente com a criança, e de preferência, ambos. Quando a criança chegava, depois de a pôr à vontade e demonstrar grande interesse por ela, pedia-lhe para fazer três bonitos desenhos: um para o pai, um para a mãe e um para ele próprio. Em todos os casos, os desenhos refletiam exactamente as atitudes negativas ou as que causavam dor ao coração da criança — no desenho para o pai, as atitudes do pai; no desenho para a mãe, as atitudes da mãe; e no desenho para o Claude, as atitudes de ambos.

Era sempre uma maravilhosa descoberta para os pais e, depois, passávamos bastante tempo a descortinar as suas crenças enquanto a criança fazia outros desenhos para ele, mas desta vez, noutra divisão.

Era sempre mágico, libertador para os pais, e a criança ficava muito melhor no dia seguinte.

Chegámos agora à parte mais importante, ou seja, a transmutação.

CAPÍTULO 13
COLOCAR A CONSCIÊNCIA
– A TRANSMUTAÇÃO

A transmutação das memórias celulares consiste, antes de mais, em colocar consciência sobre um problema, um mal-estar ou uma doença.

Para isso mesmo, o universo encarrega-se de nos colocar perante situações que nos mostrem que temos algo a compreender. Mas sozinhos, perante os nossos problemas, frequentemente encontramos dificuldades em entender a mensagem, mas também em perceber o que o espelho nos reflete. É por isso que é importante ser acompanhado por um terapeuta que pratique a transmutação das memórias celulares.

O terapeuta irá ajudar-vos a ganhar consciência da memória que está em vós, para que possam integrá-la, ou seja, aceitar que essa memória vos pertence. Claro, vocês não a querem, mas ela está lá, a poluir-vos a vida. Muitas vezes, ela é repetitiva e limitante, e é necessário libertarem-se dela através da transmutação.

O início da terapia passa apenas pela palavra. É muito importante expressar os seus sentimentos, colocar palavras sobre os factos, as situações, as atitudes que criam feridas e emoções negativas.

Durante a sessão, a pessoa vai explicar porque está ali, o que não vai bem na sua vida, quais os eventos dolorosos que viveu, o que se repete, o que o universo lhe reflete, tanto em acontecimentos como em emoções.

O terapeuta irá ajudá-lo a ter consciência das falsas crenças que carrega. Vai guiá-lo e acompanhá-lo. Vai usar a energia da pessoa para a levar a adquirir essa consciência.

E, tranquilamente, irá levá-la a falar sobre a sua infância, dos 0 aos 7 anos, e dos 7 aos 14 anos, na validação das crenças das linhagens parentais sem, claro, condenar ou julgar ninguém. Simplesmente para descobrir as crenças enraizadas no consciente pela educação ou no inconsciente pela transmissão genética.

Se a pessoa não acredita neste método, apesar de estar comprovado, se pensa que não vai funcionar, que é demasiado bom para ser verdade, ou que está ali apenas para tentar e ver se resulta, talvez porque um amigo ou um familiar lhe tenha sugerido tentar, porque funcionou para ele, mas no fundo não acredita e cria um bloqueio, o trabalho não terá efeito, pois o seu ego bloqueará tudo.

Assim que o terapeuta tiver feito a lista das falsas crenças a expulsar do inconsciente das células da pessoa, irá solicitar que ela se deite e, com a ajuda dos guias, dos anjos, mas também de Saint Germain e dos cristais, pedirá que a pessoa visualize e expresse todas as suas crenças, até em voz alta, se for necessário, para as expulsar numa bola amarela, que estará à nossa frente. Esta bola amarela é uma bola energética que recolhe todas as memórias para as levar para os limbos, a fim de concluir uma experimentação.

Fizemos tudo durante as nossas diferentes encarnações. Somos todos iguais. Matámos, roubámos, massacrámos, e também fomos massacrados, violados e assim por diante. Mas tínhamos de fazer estas experimentações durante as nossas várias encarnações para conhecer todas as energias negativas desta Terra. Todos experimentámos tudo o que é negativo até 1999. Desde o ano 2000, passámos para a Era de Aquário, a Era da Revelação. Já não há mais experimentação a fazer, basta libertar esta Terra de todas essas energias negativas através da transmutação.

Ao fazer isso, libertamo-nos a nós mesmos, mas também libertamos a Terra de todos essas egrégoras negativas que a travam na sua ascensão, o que lhe permitirá elevar a sua vibração.

Esta bola energética está permanentemente connosco, é como se fosse o nosso computador de bordo. No momento da nossa morte, esta bola energética irá libertar todas as memórias que acumulámos ao longo da nossa vida nos limbos, nos nossos registos akáshicos, a biblioteca das nossas vidas.

O objetivo da transmutação é libertar esta bola energética de todas as suas memórias enquanto estamos vivos, para reencontrar o equilíbrio energético, e não esperar até ao dia da morte do nosso veículo. Nessa biblioteca encontra-se o guardião do limiar, que é o guardião dos nossos livros e cada livro corresponde a uma vida.

No meu caso, sei que tenho mais de 900 vidas aqui nesta Terra. Dessas 900 vidas, 80% são vidas em comum com o meu marido. Não estávamos sempre juntos, mas muito frequentemente. Numa vida, ele era a minha mãe, noutra éramos amigos, ele foi também meu filho, e assim por diante. De qualquer forma, precisávamos de experimentar tudo. Podemos encarnar em homem ou mulher, mas nunca em animal. Quero especificar isso, porque muitas vezes me perguntam. Os animais são outra espécie, vinda de outro planeta, com as suas próprias experiências.

Para podermos expulsar as nossas memórias nesta bola energética, como já mencionei antes, também se recorre a Saint Germain. Porquê recorrer a tanta gente e também usar cristais? Simplesmente porque mesmo que, no nosso consciente, queiramos libertar-nos de todo o peso das nossas memórias negativas, o ego vai sempre criar medos e tentar impedir a nossa libertação. Ele quer que continuemos em desequilíbrio para assim manter o poder. O poder de Saint Germain, aliado aos cristais, irá ajudar-nos a ultrapassar a vontade do ego.

Ele irá dizer-nos: "Não faças isso, não sabes o que vai acontecer, depois será pior, é uma loucura" e assim por diante.

O ego faz parte de nós. Ele ocupou um lugar que pensa ser seu, e é tão poderoso que é capaz de exercer controlo sobre nós. Ele quer todo o poder e acredita que o tem, é o grande manipulador que está sempre a tentar decidir por nós. Dizemos frequentemente: "Quando penso, crio". Então, se eu quero algo e penso muito nisso, sem emitir qualquer dúvida, tenho de o conseguir. É assim que posso ter controlo sobre o meu corpo físico, a minha saúde e a minha consciência.

Mas o ego é tão poderoso que, por vezes, consegue intervir na mente para bloquear a informação. Não devemos esquecer que o ego faz parte da nossa experiência e está aqui para nos separar da nossa parte Divina. Ele é tão poderoso que consegue interferir no momento em que fazemos o pedido, mesmo antes de o termos formulado completamente. O ego é muito astuto, e a ele demos todo o poder, tomando, pouco a pouco, posse do nosso ser. Ele tem o poder de intervir na nossa mente e nas nossas emoções.

Para podermos interferir sobre o ego, devemos primeiro ter consciência de que ele está presente e que nos manipula a seu bel-prazer. Depois, é muito importante que aprendamos a conhecer-nos perfeitamente, as reações e emoções que podemos ter em determinadas situações, de modo a poder controlar melhor o ego. Ele leva-nos muitas vezes a distorcer a realidade. Pode bloquear o nosso sucesso e colocar-se no nosso caminho, porque um excesso de confiança pode arruinar todo o nosso trabalho e levar-nos a perder tudo.

Ter estima por nós próprios é bom, mas cuidado, porque é fácil cair. Desde o momento em que agimos para agradar, para ser reconhecidos, para brilhar... isso é prova de que o ego nos guia, já não é a nossa alma. Devemos simplesmente ser e fazer o que temos de fazer, estando alinhados com os nossos pensamentos, ações e as belas emoções ligadas aos nossos belos pensamentos, e o ego perderá a sua intensidade.

O ego é um excelente estratega, e manuseia diferentes armas com destreza a fim de nos bloquear na nossa evolução. Seja por nos desvalorizar ou então por nos valorizar.

Saint Germain é um Mestre ascensionado como outros, são seres que realizaram uma vida perfeita de acordo com o plano divino. Eles viveram na Terra em diferentes encarnações, cumprindo a sua missão terrestre.

Existem muitos Mestres ascensionados, mas 12 Mestres ascensionados específicos trabalham permanentemente pela Terra e pela Humanidade, sendo substituídos por outros à medida que as suas ações vão sendo concretizadas. Neste momento, aqui está a lista dos que estão ativos:

Buda, Djwal-Kul, Sanat Kumara, Jesus, Maria, Kuan Yin, Saint Germain, Serapis Bay, Maitreya, Kuthumi, Hilarion, El Moria.

Todos eles têm missões bem específicas com a sua própria energia, mas sempre ao serviço da Humanidade.

Quando se fala de Saint Germain, fala-se frequentemente da chama violeta. Ela permite descristalizar, dissolver, mas também transmutar toda a carga negativa numa energia pura e harmoniosa. O mestre Saint Germain é responsável por nos ajudar neste processo de transmutação da era da revelação nos anos vindouros. Ele é o mestre da alquimia. Viveu há 12.000 anos na Atlântida. Era igualmente profeta sob o nome de Samuel. Chamava-se também Alban, converteu pessoas ao Cristianismo e foi decapitado. No século V, voltou como Merlin, o mago, mestre da alquimia e conselheiro do rei Artur. Regressou depois no século XIII à Inglaterra, sob o nome de Roger Bacon, um monge franciscano, visionário e cientista. Foi preso durante quinze anos por heresia. Ele encarnou também Cristóvão Colombo. Retornou novamente no século XVI sob o nome de Francis Bacon, filósofo e estadista.

Ele ascendeu em 1684 e voltou mais uma vez, apesar de já não precisar de se reencarnar, sob a aparência do Conde de Saint Germain para impedir a revolução e ensinar a democracia. Não há dúvida de que o mestre Saint Germain foi uma figura muito influente que deixou a sua marca no mundo.
A partir do momento em que o paciente expulsa as suas memórias, cria-se um vazio e, na Terra, tal não existe. Quando uma garrafa se esvazia do seu líquido, acreditamos que está

vazia mas, na verdade, ela enche-se de ar. É então necessário substituir esse vazio, que acabou de ser criado, por pensamentos positivos e equilibrados.

Este trabalho de expulsão e substituição é muito rápido. O mais demorado é a compreensão das memórias e a formulação. Uma vez terminada a sessão, a pessoa deve manter-se focada nos seus pensamentos positivos durante vinte e oito dias e, sobretudo, não emitir pensamentos contrários.

TESTEMUNHOS

Há cerca de quinze anos, conheci a Sabine e o Claude. Duas belas almas que me ajudaram a compreender quem eu sou. Participei nas formações das "Jornadas Angélicas", cuidados energéticos e transmutação das memórias celulares. Este período de partilha e cuidados foi, para mim, uma grande revelação. Os benefícios que senti ficaram gravados no meu quotidiano. Graças a este encontro maravilhoso, a vida guiou-me para uma abertura de plena consciência. A bondade e o amor incondicional durante as sessões de transmutação e cuidados. Sou grata ao universo por tê-los colocado no meu caminho.

Obrigada, Sabine, obrigada, Claude, ficarão para sempre no meu coração.

Brigitte

Olá Sabine,

Uma pequena mensagem para vos agradecer uma vez mais, a ti e ao Claude, por este momento partilhado juntos e pela vossa ajuda no meu processo.

Fez-me imenso bem e deu-me muita força e coragem para continuar o meu caminho de vida. Dormi como um bebé, embalada pela serenidade e gratidão.

E realmente sinto uma mudança nas minhas crenças, uma verdadeira purificação.

Desejo-vos um dia muito belo e luminoso, e espero ver-vos em breve.

Cécile

TESTEMUNHOS

Muito curiosa por natureza, esta formação mudou verdadeiramente a minha vida. Trouxe-me uma maior confiança em mim mesma, muita serenidade e aceitação dos acontecimentos da vida. Impactou também a minha relação com os amigos e a família, aos quais agora sou mais atenta.

Aprendi imenso sobre energias, cristais, óleos essenciais... e isso despertou-me a vontade de aprender ainda mais.

Hoje, pratico cuidados energéticos e transmutação para aliviar e ajudar os meus amigos. Recomendo vivamente esta formação às pessoas curiosas por descobrir uma nova abordagem para a nossa evolução e para compreender melhor as mensagens do nosso corpo.

Stéphanie

O acaso da vida colocou a Sabine e o Claude no meu caminho numa fase delicada da minha vida, onde todas as minhas questões estavam sem resposta. Naturalmente, interessei-me pelas energias universais de que me falavam. Queria compreender e reencontrar-me. Que sensação de felicidade foi finalmente poder dar um nome ao que sentia, que alegria fazer parte dos portadores que trazem soluções, ao receber conselhos e participar nas formações, e tornar-me terapeuta energética também, e partilhar este saber.

Gratidão à Sabine e ao Claude,
Vladia

TESTEMUNHOS

Primeiramente, agradeço ao universo por me ter colocado no caminho da Sabine, do Claude e do Florent. Há 14 anos, depois de ser sua paciente durante cerca de um ano, segui a sua formação completa para me tornar terapeuta energética. Esta formação permitiu-me perceber, consciencializar e aceitar emoções enterradas em mim, como medos, tristezas, feridas, raivas... E, acima de tudo, adquiri ferramentas para me libertar delas. É um longo caminho de autoconhecimento, nem sempre tranquilo, mas com belas recompensas que damos a nós mesmos para nos libertarmos e nos realizarmos.

Hoje, estou por conta própria e tenho orgulho de poder também acompanhar pessoas que necessitam e que querem alcançar um maior bem-estar.

Um grande obrigada a vocês, Sabine, Claude e Florent, pelas vossas belas virtudes, energias, paciência, empatia, respeito, discernimento, bondade e muito mais. Obrigada pela vossa presença, porque estão sempre lá para cada um de nós, como anjos que protegem os seus pequenos, sob asas amorosas. Amor sobre vós.

Isabelle

TESTEMUNHOS

Graças ao Claude e à Sabine, com todas as crenças e emoções que eu tinha dentro de mim, levou-me muito tempo, mas finalmente consegui libertar-me dos meus medos e mudar as minhas crenças. Depois de anos em que me sentia presa, finalmente evoluí. Avançava com pequenos passos, mas a compreensão das memórias celulares libertou-me. Isso trouxe-me muitas coisas boas na minha vida, e agora estou no lugar onde devo estar.

Obrigada,

Maria

Obrigada à Sabine e ao Claude por me terem transmitido todo esta sabedoria, o que me permitiu conhecer-me melhor, alinhar-me e, hoje, é a minha vez de fazer o bem à minha volta, com o coração, com amor, com aceitação e compreensão.

Tudo isto trouxe-me muitos benefícios de relaxamento, ajudou-me a pensar melhor, de forma equilibrada, a compreender melhor o meu corpo e a centrar-me mais em mim mesma, com toda a humildade.

Blandine

TESTEMUNHOS

A formação de transmutação das memórias celulares é, para mim, uma ferramenta incrível. Permitiu-me libertar-me de crenças limitantes que me impediam de avançar na minha vida pessoal e profissional. E, além disso, tenho a sorte de poder ajudar outras pessoas a fazer o mesmo.

Recomendo esta formação a todos, seja para si próprios ou para ajudar os outros. Ajuda-nos na nossa evolução pessoal e espiritual. Ensina-nos a compreender a importância de tudo o que nos rodeia, pois as nossas células armazenam essas energias e vibrações, tal como o fizeram nas nossas vidas passadas. É por isso que é realmente importante seguir esta formação.
Obrigada Sabine e Claude.

Samira

Obrigada à Sabine e ao Claude por me permitirem ir mais fundo na libertação dos meus bloqueios através da transmutação das memórias celulares.
Foi tão fascinante que decidi formar-me nesta metodologia.
Hoje, com toda a humildade, ajudo pessoas a eliminar as suas crenças limitantes, a melhorar as suas vidas e, finalmente, a revelar os seus potenciais ilimitados.

Latifa

TESTEMUNHOS

As sessões com a Sabine e o Claude são incríveis.
Eles ajudam-nos a compreender as nossas crenças limitantes e a usar as técnicas para transformar as nossas memórias celulares.
Obrigada por me abrirem os olhos e colaborarem na transformação da minha vida.

Heike

O meu encontro com a Sabine e o Claude foi uma evidência. Uma evidência para o meu caminho, uma tomada de consciência sobre sentimentos até então inexplicáveis, um perfeito alinhamento comigo mesma...
Com toda a minha gratidão,

Delphine

CONCLUSÃO

Ao longo destas poucas páginas, espero ter conseguido despertar algumas consciências. Claro que cada um segue o seu caminho conforme deseja ou pode, consoante a sua bagagem e capacidades, para compreender a sua encarnação.

Através de todos os conselhos aqui apresentados, desejo que lhe seja mais fácil avançar na vida e realizar, de uma forma mais serena, o seu caminho de vida.

Não há fatalidade. Há sempre uma solução para cada problema. Graças à transmutação das memórias celulares, é mais fácil sair dos nossos aprisionamentos, das situações difíceis, das ingerências, e ninguém nos pode fazer mal.

Um dia, recebi uma mensagem dos meus guias que me fez compreender que a resposta se encontra no meu coração.
Naquele momento, não percebia bem o significado da mensagem. Com o tempo, aprendi a compreender melhor a importância desse recado.

O amor faz tudo. Não é combatendo o mal com o mal que iremos mudar a vibração da Terra. Precisamos abrir o nosso coração, somos os criadores deste novo mundo.

Gratidão ao universo por nos ter dado esta metodologia, que permitiu libertar tantas pessoas das suas crenças limitantes, estas crenças das suas memórias celulares que poluem as suas vidas. Ver tantas vidas tristes transformarem-se em vidas harmoniosas e elevadas preenche-nos de humildade perante o poder das energias subtis. Libertar o maior número de pessoas, ao longo de todos estes anos, também ajudou a Terra a elevar a sua vibração.

Sozinhos fazemos um pouco, mas todos juntos, unidos, de mãos dadas, podemos fazer a diferença.

Ah, a gratidão! Recebemos milhares de agradecimentos de homens e mulheres libertados das suas crenças limitantes, abrindo-se para um futuro mais radioso e equilibrado graças a esta metodologia. Estes agradecimentos nunca os guardámos para nós, pois o nosso ego teria sido alimentado pelo poder, e isso iria tirar-nos da nossa humildade.

Sempre retransmitimos todos esses agradecimentos para as energias equilibradas ao nosso redor, para que todos os seres vivos pudessem beneficiar. Achámos importante, também, transmiti-los aos nossos guias e às energias subtis, porque o Claude e eu somos apenas seres humanos, e embora a nossa criança luz divina esteja dentro de nós, por fora somos apenas humanos, terráqueos, com falhas humanas.

Às vezes ouço pessoas dar conselhos maravilhosos, sem nunca os seguirem eles mesmas. É uma pena.

Desde o acidente do Claude, sempre fizemos o máximo para estar em conformidade com os nossos valores, o que é simples, mas nem sempre fácil.

"Nada é mais importante do que acolher com gratidão cada novo dia que começa e decidir viver esse dia com amor. E o que significa viver com amor? Simplesmente respirar, comer, caminhar, olhar, ouvir com amor. Pensam que sabem tudo isso... Não, vocês não sabem.

Viver com amor é elevar-se até esse estado de consciência que harmoniza os vossos pensamentos, sentimentos e ações e que vos mantém em equilíbrio. E esse estado de consciência torna-se uma fonte de alegria, força e saúde, não apenas para vocês, mas para todas as criaturas que encontrarem.

Quando começarem a compreender verdadeiramente, com todo o vosso ser, o que significa viver com amor, toda a vossa existência será transformada. O amor brotará em vocês sem parar, mesmo quando estiverem a dormir... Sim, até enquanto dormem."

Omraam Mikhaël Aïvanhov

O meu maior desejo é que tenham ganho consciência de que temos tudo dentro de nós. Temos um potencial inimaginável à nossa disposição, um potencial divino que só precisa de ser posto em marcha.

O universo deu-nos, ao Claude e a mim, um presente extraordinário. Não sei se é o termo correto, pois acredito que não existe palavra suficientemente poderosa para expressar o valor desse presente e a gratidão por nos ter sido transmitida esta metodologia de libertação. Refiro-me à transmutação das memórias celulares.

Todos podem fazê-lo, não é necessário ser terapeuta, magnetizador ou algo semelhante. Eu afirmo que qualquer pessoa pode ter acesso a esta metodologia. Claro que isso passa por uma formação e, por isso, o Claude e eu decidimos criar uma formação acessível a todos, simples, com exercícios práticos, para que todos possam usar esta metodologia com destreza, para si e para o seu círculo de pessoas que necessitam de ajuda. Esta formação será acessível, e iremos informar-vos sobre onde a poderão encontrar.

A partir do momento em que tomam conhecimento de todo este saber, terão tudo o que é necessário para estarem de boa saúde. A responsabilidade é vossa, de o utilizarem, de fazerem bom uso dele e de beneficiarem os que vos rodeiam.

"Libertar-se das crenças limitantes através da transmutação das memórias celulares é um grande passo para se libertar das emoções negativas geradas pelo emocional, que infelizmente alimenta o ciclo eterno da reencarnação e das limpezas kármicas.

A transmutação das memórias celulares permite finalmente aos seres humanos passar das emoções ao espírito, e portanto, da alma ao espírito saudável, participando assim na evolução do planeta e da humanidade."

Iralea

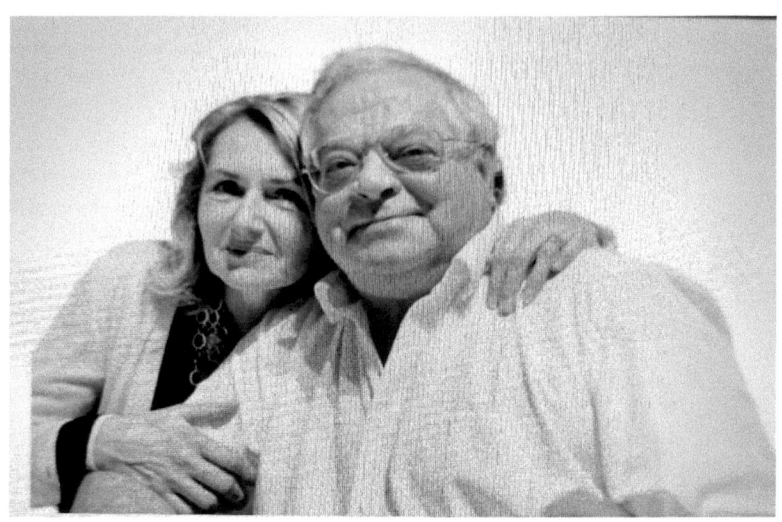

Sabine e Claude Scherrens exerceram durante muitos anos como terapeutas energéticos, magnetizadores e radiestesistas. Também praticavam a libertação das crenças limitantes através da transmutação das memórias celulares. Utilizavam também o método Dorn e Breuss para aliviar as dores físicas causadas pelo desalinhamento das vértebras.

Este livro permitirá aos leitores conhecer uma nova técnica de libertação dos bloqueios conscientes ou inconscientes que desenvolveram e com lá chegaram.